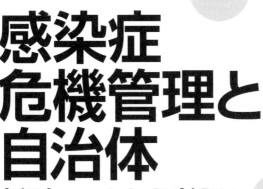

感染症
危機管理と
自治体

新型コロナから考える
これからの公共政策

中邨 章 ［編著］

明治大学名誉教授・研究特別教授
日本危機管理防災学会名誉会長

ぎょうせい

はじめに

コロナ感染症と対応策－国の施策、自治体の努力、住民と情報

　本書は今も多くの人びとを悩ませるコロナ感染症について、３つの課題に焦点をあて問題点を探ろうとした論集である。第Ⅰ部は、政府の感染症対策を扱う。日本で政府は他の国々と異なり、感染症対策に警察力を使用してこなかった。都市のロックダウンも実施していない。強権的な手段によらないソフトアプローチと呼ばれる手法で、コロナ感染症を抑え込もうとしてきた。ただ、政府の感染症対策には司令塔が存在しないという問題がある。司令塔のない対策は、しばしば迷走する。本書が論点とする最初の課題である。

　こうした問題点を対象にする第Ⅰ部では、第１章で中邨章が日本政府のコロナ対策に司令塔が存在しない理由を公共政策という視点から説明する。その後、日本におけるマスク着用率の高さと健康危機管理の必要性を指摘している。第２章では西村弥が、政府レベルの対応を対策本部の体制と、専門家を集めた会議体に着目し、コロナ発生から2022年７月までを３期に区分し分析している。第３章で鈴木潔は、コロナ感染症対策の政策手段として、国と自治体が採用してきた、「直接規制」「啓発」「経済的インセンティブ」「直接供給」の４つの類型に焦点を合わせる。その上で、それぞれの政策の有効性や限界を検証している。

　本書の２つ目の課題は、自治体の役割に注目し、市町村レベルにおけるコロナ対応を検討することにある。日本で感染症対策を実施する主体は、国と都道府県である。市町村にはほとんど権限が与えられていない。しかし、感染症対策の現場は基礎自治体である。権限が乏しいとはいえ、市町村は感染症から住民を守る必要性に迫られる。この矛盾は地

域保健や公衆衛生という政策分野で顕在化している。今回、保健所の役割にも関心が集中した。本書はそうした自治体に関係する課題に注目し、市町村の感染症対策に関わる努力を説明している。

　上掲のような課題を対象にする第Ⅱ部では、第4章を担当する安部浩成が地方公務員の眼を通して自治体のコロナ感染症対策の観察を進める。安部はコロナ禍を経験して、地方行政はいくつか欠陥を表面化したと言う。それを改善する手がかりは、電子政府化の実現というのが、安部の主張である。第5章は飯塚智規が現行の基礎自治体における感染症対策は、予防中心の政策目標と、応急対応に力点を置く政策目標とが、異なった法律と計画によって構成されている点を問題視する。その上で両者を有機的に連結させる必要性を説いている。

　本書の3つ目の課題は、感染症が拡大する状況で住民と情報との関係を分析することである。今回、警察力の使用に代わって、住民の行動を自主的に変容させることが重要になった。住民の行動変容は、日本政府が実施したソフトな感染症対策の成否を決める重要な要件である。本書では、情報発信の主体が誰かによって、住民サイドの行動がどう変わるかを計測することに努めている。また、社会不安が増すと誤情報やデマが出るが、今回も買いだめなどの異常行動が発生している。本書では市町村をターゲットに、この問題を新しい視点から検討している。

　住民と情報が第Ⅲ部の主要テーマになるが、菊池端夫は第6章を進めるにあたり、代表官僚制論を手掛かりにサーベイ調査を実施した。結果、女性知事による行動変容の協力メッセージが、特に女性住民の共感を呼ぶことを確認している。最後の第7章では、野上達也がコロナ感染症の流行という状況の中で、「誤情報・デマの流布」の発生する原因を精査し、その動機や社会に与える影響、不規則な行動に対する対策などを、市区町村を軸に解説している。

本書に関わる執筆者は、野上を除いて明治大学大学院や学部で編者である中邨の行政学や政治学の指導を受けた経験を持つ人びとである。今回、中邨はコロナ感染症対策について、国や自治体、それに住民を対象に研究を進めることを6名の若手研究者に提案した。大学の授業や校務などに追われる日々を送る6名は、中邨のやや強引な私案の申し出に快く応じてくれた。その点は編者として感謝にたえない。本書が描き出した国の施策についての問題点、自治体の感染症に対応する努力、それに住民と情報の関係という3つの課題が、幾分でも研究者や実務家の皆さんになにがしかの示唆を与えるところがあれば、関係者の望外の喜びとするところである。

　最後に今回、出版にあたってさまざまな支援を頂戴した出版社・ぎょうせいの皆さんに記して感謝の意を表したい。

2023年1月

執筆者を代表して

中邨　章

目　次

はじめに

第Ⅰ部 ｜ 公共政策としての感染症対策

第Ⅱ部｜コロナ対策と自治体の対応

第4章　コロナ感染症対策をめぐる自治体対応
　　　　―昭和型から令和型行政システムへの移行／90

第Ⅲ部 ｜ 自治体情報と市民行動への影響

第 I 部
公共政策としての感染症対策

第1章

「公共政策」としての新型コロナウイルス感染症対策
―自治体の対応と「健康危機管理」の構築

❖ 本章の目的

　2020年1月、日本で新型コロナウイルス感染症（以下「コロナ感染症」とする）による最初の感染者が出た。以来、政府はもとより自治体においても、感染症をめぐる対策に追われる日々が続いている。現状ではコロナ感染症が何時、収束するか、その見通しはまだ立っていない。日本では現在もなお厳しい状況が続いている。

　そうした現状を背景に、本章は2つの概念を軸にコロナ感染症対策を考察することを目的にしている。1つは、感染症対策を「公共政策」の枠組みで検討することである。コロナ感染症対策は、従来の公共政策の枠組みには収まらない異質の性格を持つように思う。感染症対策は元々、インセンティブが少なく損をする確率の高い政策領域である。うまくいって当たり前、失敗すると非難を受けるマイナス・イメージの強い分野である。評価されることが少ない減点主義が働く部門でもある。そのため、政府も自治体も先頭を切って積極的に対策を立てるという姿勢はとらない。受け身で慎重な姿勢で感染症に対応しようとするのが、これまでの政府と自治体の姿である。

　2つ目に小論では、「健康危機管理」の構築について検討したいと思う。危機管理は、定義が明確に決まった表現ではない。いろいろな場面で使われる便利な言い回しである。危機管理はこれまで主に災害や防災に関連して使われてきた。災害が発生した際、それにどう対応するか、

事後対策を考えるのが危機管理である。その点、災害や事故そのものを避けることを念頭に置いたリスクマネジメントとは内容が異なる。ただ、これまでの取り組みは大幅に改定しなければならない。今後、自治体が進める危機管理の主要課題の１つに感染症を組み込む必要がある。いろいろな感染症の発生が予想される中、健康危機管理は自治体のこれからの政策分野として重要な領域になる。

　小論は、上記２つの考え方を基軸にしながら、次の３つのテーマを取り上げる。最初に日本政府のこれまでのコロナ感染症対策を精査したい。日本の施策は、ヨーロッパやアメリカのように警察力の使用や都市のロックダウンに頼らない比較的穏やかな方法を採用してきた。スウェーデンのように個人責任で感染症を予防するという手法もとらなかった。公的規制型と個人責任型の中間に位置するのが、日本のこれまでの対応策であった。なぜ、そうなったのか、小論はその点を公共政策という観点から検討していくはずである。

　本章は２つ目に、外国に多い「日本文化が感染者や死者の数を低く抑えてきた」という意見を点検していく。一般的に文化論による日本の評価は実証性に欠けるという欠点を持つ。ここではそれを補完するため、日本に定着したマスクに焦点を当てる。「マスク文化」が感染症拡大を防止してきたという論点を紹介したいと思う。小論はマスク着用の効果を説明し、日本におけるマスク着用の歴史をたどる。その上で政府の規制より、マスク着用が感染症を抑える効果の高かった点を、統計資料などを援用しながら解説していく。マスク着用の効果は、今後も引き続き健康危機管理の構築に貴重な資源になる。

　最後に小論は、自治体に注目する。自治体がこれまで進めてきた感染症対策の実績と課題を考えてみたい。政府と自治体の関係、保健所の機能と役割などが、その際の論点になる。とりわけ、各地で感染症対策の

拠点になった保健所には特別の関心を払う。保健所はこの先、健康危機管理政策の構築に中心的な役割を担う。ただ、その前途にはなお多数の難題が残る。これは自治体のデジタル化の推進とも密接に関連する課題である。ここでは、健康危機管理が自治体レベルで確立される見通しについて考える。

1 日本型コロナ感染症対策の特色と限界

（1）日本型対策の特色と問題点

　日本政府はコロナ感染症に対して、抗体ワクチンが登場するまでの間、「非薬学的対策」（Non-pharmaceutical Interventions）と呼ばれる方法をとってきた。これは、薬物によらず人の行動に変化を求めることを重視し、そこから感染症を抑え込もうとする方法である。しばしば、「ソフトアプローチ」（Soft Approach）とも形容されるが、行動変容には手洗いやうがいの励行、マスクの着用をはじめ、3密の回避やソーシャルディスタンスの維持などが含まれる。行動の変化を組み込んでコロナ感染症に対応しようとする日本の試みは、強権的な手法をとる国とは異なるユニークな方法として注目を集めた（Duchatel 2020；*Nippon Com* November 11, 2020；朝日新聞 2021年5月8、9、10日；日本経済新聞 2020年6月3日）。

　日本の方法に注目が集まることを喜んだのは日本政府かもしれない。とりわけ、オリンピックの開催を2020年7月に控えた安倍晋三首相（当時）にとって、日本の対策が評価されることは、なによりも喜ばしいことであった。2020年5月25日、安倍首相は、同年4月7日に発出したコロナ感染症に対応する緊急事態宣言の終了を機に、日本のソフトアプローチを「日本モデル」と表現し、その特異性と効果を内外に喧伝し

た。ところが、総理が誇る「日本モデル」は時間をかけ熟考の上、成案になった対策ではなかった。場当たり的に積み上げられた、急場しのぎの政策であった。モデルと呼ぶには、ほど遠い中身という評価も出ている（アジア・パシフィック・イニシアティブ 2021）。

　日本の感染症対策は本来、インフルエンザへの対応を念頭に組み立てられてきた。感染症が数年にも及んで長期化することを想定したものではない。短期に収束することを前提にした対応策には、厚生労働省はもとより国土交通省、文部科学省、それに外務省など、大なり小なりほとんどの省庁が関わるのが通例になった。ところが、日本ではアメリカや韓国などと異なり、それらの省庁をまとめ上げ、対策を一本化する組織は作られなかった。SARS（2003年）やMERS（2015年）の脅威を経験した台湾、韓国、シンガポールなどでは、職員と予算、それに専門家と裁量権を持つ「感染症対策予防管理センター」(Centers for Disease Control and Prevention)、あるいは、それに類似する組織を創設し、コロナ感染症対策の一元化が図られてきた（Moon et al. 2021；An & Tang 2020）。

　それに対して、日本には感染症対策の司令塔となる組織や機関は現在も存在しない。これには、いくつかの理由がある。1つは、SARSやMERSを経験しなかったことに加え、政府も自治体もこれまで災害対策に関心を集中させてきたという事情がある。内閣官房には危機管理監が置かれ、復興庁が別置されている。国土交通省には防災・減災対策本部が常設され、総務省消防庁や自衛隊も災害に即応できる態勢をとっている。都道府県においても、ほとんどのところが危機管理監や防災部などを設置している。災害や防災対策に関わる事業については、政府や自治体もともに予算をつけ人材の育成に努力してきた。

　一方、感染症に関しては政府が内閣官房に「新型コロナウイルス感染症対策本部」を設置したのは2020年3月のことである。それに先立ち厚

生労働省は「対策推進本部」をスタートさせているが、これが決まったのは2020年１月のことでしかない。また、日本には国立感染症研究所と国立国際医療研究センターがあるが、両者はともに感染症の研究や治療を担う学術組織である。それらに外国に多い予算、権限、人材を持ち、感染症対策を主導する司令塔になる役割は期待されていない（読売新聞2022年６月19日）。

（２）公共政策としての感染症対策：減点主義からの出発

　これまでの状況を眺めると、危機管理であれ、感染症対策であれ、日本の行政機関は特定の問題解決に組織を乱立させるクセがあるように思う。これは日本の政府機関に固有の文化なのかもしれない。組織のタテ割りと従来から批判されてきた体制は、今回のコロナ感染症対策でも顕在化している。内閣官房には「新型インフルエンザ等対策推進会議」、「新型コロナウイルス感染症対策分科会」をはじめ「基本的対処方針分科会」のほか、いくつか医療と公衆衛生、社会経済活動など特定の課題を検討する分科会が置かれている。それらの会議を構成するメンバーは、ほとんど同じ顔ぶれである。これ以外に厚生労働省には、「新型コロナウイルス感染症対策アドバイザリーボード」が設置されている。それにも、内閣官房に作られた各種分科会に名前を連ねる専門家が構成員として会議に加わっている（このあたりの課題については、第２章、西村担当部分を参照）。しかし、それらの専門家会議や分科会をはじめ内閣官房や厚生労働省などを束ねる司令塔にあたる組織が見当たらない。不思議としか言いようがない（この問題については、日本学術会議が英文で政策提言を行っている。(Science Council of Japan 2020)）。まもなく中心となる組織が創設される予定であるが、それが効果を発揮するまでになお時間がかかる。

　日本の感染症対策に司令塔がないことには、SARSやMERSの経験が
なかったことに加え、もう１つ別の理由がある。その点は、コロナ感染
症対策が公共政策として特異な性格を持つことに関わりが深い。公共政
策にはいくつかのパターンがある。ある特定の政策から利益を得る人び
とがいれば、反対に損をする人びとも出る、それが政治ではごく普通の
姿である。その際に表出する利益と損失を合わせるとゼロになる。政策
のほとんどは、この「ゼロ和ゲーム」と呼ばれる分類に入る。

　コロナ感染症対策は、上述の政策とは性格が異なる。最初からマイナ
スで始まるのが、この対策の特徴である。利益を得るより、非難され損
をする確率の高い政策領域である。うまくいって当たり前、失敗すると
批判を受けるマイナス・イメージの強い分野である。どのような対策を
実施に移しても評価されることはほとんどない。これを減点主義が強く
働く部門と言い換えてもよい。これには、３つの理由がある。１つは専
門性である。コロナ感染症対策には高度な医薬に関する専門的知識が必
要である。政治や行政の場に立つ人びとは、ほとんどそうした知識を持
ち合わせていないのが通例である。２つ目は、多様性である。コロナ感
染症は変異を繰り返す。それに合わせ対策も変更する必要がある。これ
にも専門家の知見が必要とされる。他の政策のように政治家や行政マン
が独自に決められる課題ではない。３つ目は大量性である。コロナ感染
症は、膨大な数の感染者を生み出してきた。これまで経験したことのな
い数の感染者が出ている。過去の経験知はほとんど役に立たないのが現
状の姿である。

　そうしたコロナ感染症が持つ特異性のため、政策を決める政治家や行
政マンには手探りの作業が求められる。ただ、政府や自治体は経験が乏
しく当初から批判を受ける可能性の高い施策に率先して手をつけようと
はしない。他の部署がどのような対策をとるか、その推移を見守ろうと

する。あるいは、対策を進める体制作りに時間をかける、それが通例である。政府のコロナ感染症対策に基軸となる組織が存在しないのは、この政策の特徴に起因する当然の結果である。

　感染症対策のマイナス・イメージが強いことには、他にも理由がある。1980年代から1990年代にかけ、薬害エイズをめぐって大きな問題が発生している。血友病患者にアメリカでは既に禁止されていた非加熱血液製剤を投与したという事件である。その結果、5,000人と推定される血友病患者の内、2,000人がエイズに感染するという惨事になった。また、肝臓病の患者に非加熱血液製剤を投薬し、死者が出るという事故も発生している。この件では、厚生労働省エイズ研究班長のほか、薬品企業の幹部が逮捕されるという問題に発展した。

　こうした薬害事件は、政府のみならず自治体にも大きな影響を及ぼしてきた。一連の事件の結果、医薬に関係する事案は、政府や自治体の対応姿勢を消極的にさせることが多くなった。この点では企業についても同様である。今回、日本でコロナ感染症に対応するワクチン製造に積極的に取り組もうとする会社は、当初、なかった。それは過去の薬害事件が、企業の開発意欲をそぐ負の影響を残してきたからである。勝ち組が少なく、負け組が多数に上る可能性が高いコロナ感染症対策は、公共政策として特異な性格を持っている。日本では政府や自治体の対応が他の国よりも遅れることが批判されてきた。その理由は、既に指摘してきたように、コロナ感染症対策がインセンティブの少ない政策領域であることが大きな原因である（小森 1997；片平 2009）。

（3）コロナ感染症対策と政府規制の効果

　政府は2020年4月7日、初めて緊急事態宣言を発令した。これは、5月25日に解除されるが、その半年後、状況は再び悪化を始める。そのた

め、2021年1月8日に至って2回目の緊急事態宣言が出される。それ以後、2021年4月と同年7月に緊急事態宣言を再度発出し、結局、緊急事態宣言は合わせて4回公表されている。ただ、その効果という点になると、効き目には疑問が残る。

いくつか調査結果が公開されているが、ある民間企業の調査では第1回目の緊急事態宣言が出た当時の人出を100とし、東京都心部の繁華街数か所にどれだけの人出があったかを調べている。渋谷センター街の場合、第2回目の数値は150、第3回も同じ150、第4回は168に上昇している。つまり、緊急事態宣言が出たにもかかわらず、渋谷センター街では2回目と3回目で50%人出が増えている。それが4回目になると70%近くにまで増加している。年代別では、20代と30代で出かける人びとが圧倒的に多く、4回目の場合、30代が65%を占める。新宿歌舞伎町、原宿、銀座でも緊急事態宣言下における人出の傾向は、ほぼ渋谷と変わら

図1　緊急事態宣言第1回〜第4回の東京都繁華街の人の流れ（第1回＝100）

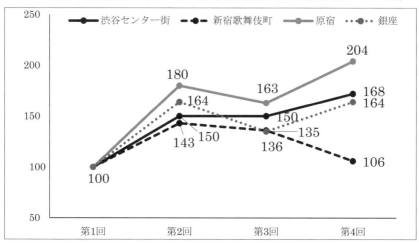

出典：PR Times. 2021年7月30日.「東京都の緊急事態宣言1回目〜4回目の人出の変化」。
https://tech-blog.rei-frontier.jp/entry/2021/07/30/154406を参考に作成。

ない（図1）。

　4回にわたって発出された緊急事態宣言は、繁華街への人出や人の流れを抑制することを目的にしていた。ところが、統計資料は政府の意図とは異なり、繁華街への人の流れは一向に変わらなかったことを示している。緊急事態宣言は回を重ねるごとに効果を薄め、4回目になると東京の繁華街での人の流れは普段と変わらないほど流動化した。とりわけ若い年齢層の間では、政府からの外出制限はほぼ意味を持たなかった。

　現在の時点（2023年1月）に立って、これまで日本政府が採用してきたコロナ感染症対策を精査すると、最初に政府の緊急事態宣言に限界があったことが目につく。人出を抑えようとした宣言であるが、繁華街での人の流れは回を重ねるごとに緩慢になった。4回目になると、政府の要請はほとんど効き目がなくなっている。そうなった理由の1つは、規制の中身が元々、あいまいなためである。政府は公的規制を敷きながら、その実施は個人の責任に委ねるという、他の国には見られない中途半端な姿勢をとった。それが、政府の規制が効果を生まなかった原因と考えられる。安倍総理が自賛した「日本モデル」は、他の国の参考になるような成熟した意図で作られたものではなかった。政府規制に代わる別の要因が、日本の感染者数の低下に貢献してきた。それが次に挙げる「マスク文化」である。

2　文化論とマスク着用の効果：健康危機管理の資源

（1）感染症対策とマスク着用の効果

　外国にも日本を対象にしたコロナ感染症対策の研究がある。中には、国によって対応が異なるのは、政治制度と固有の文化や生活習慣に関係が深いという調査も出ている。ただ、一般的に言うと、外国での日本研

究は、「文化」という概念を使いながら、それを客観的で実証的な考え方に組み直す作業はしていない。握手やハグの習慣がない、お辞儀をするため、他人との間に空間が生まれる、あるいは、土足で家に上がらないため住居環境が衛生的であるなど、日本文化や日本人の生活習慣が日本で感染症が拡大しなかった主因と考えている。

　しかし、これでは不十分である。文化を可視的な課題に作り直し、多くの人びとが共感する文化論に変える必要がある。そこで注目するのはマスクである。日本人は他の国の人びとに比較するとマスクを着用する機会が多い。冬は防寒のため、夏でも花粉を回避する目的でマスクを着ける人びとがいる。マスク着用は、日本では文化の一部として定着していると言えるかもしれない。

　そうした観点に立って、これからマスク着用の効用を始めに紹介する。これまでの調査は、マスク着用は感染症予防と拡散防止に効果のあることを明らかにしている。それを証明したのは、厚生労働省が実施した実験である。これにはスーパーコンピューター「富岳」が使われている。この実験では、マスク着用なしを100％と計算し、その上で飛沫が飛び出す量と、それを吸い込む量がマスクの素材によってどう変わるかを計測している。

　ウレタンマスクの場合、吐き出す量は52％、吸い込む量も18％、それぞれ抑制できることが分かった。それが布マスクになると、効率はさらによくなる。吐き出す量は76％、吸い込む量は52％削減される。マスクの素材が不織布製に変わると削減量は一段と改善される。飛沫の放出量は82％、吸引量は75％下がる。ダブルマスクにすると、拡散量は86％、吸引量は84％減少し、この方法が感染症対策に最も効果的であることが分かる（図２）。

　マスク着用が感染症予防に有効という結果が、日本人のマスク着用率

図2 マスク素材別の飛沫防止効果

	未着用	ウレタン	布	不織布	二重
吐き出し 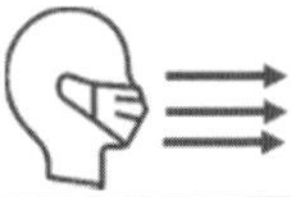	0%	52%	76%	82%	86%
吸い込み 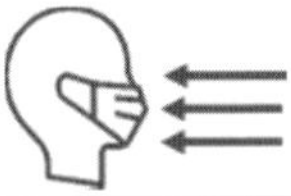	0%	18%	52%	75%	84%

出典：日本産業衛生学会2020年より作成

の高さと相乗効果を上げてきている。日本では、マスク着用の高率性がコロナ感染症者の規模を抑えることに貢献してきたと考えて、ほぼ、間違いがない。ちなみに、日本のマスク着用率は世界一で88%になる。これに台湾（85%）、マレーシア（79%）が続く（日本リサーチセンター2022年5月30日）。

（2）日本におけるマスク着用の歴史

　医療用マスクは、イギリスの医者、ジュリウス・ジェフリーズ（Julius Jeffreys）によって1836年に発明された。当初、マスクは「呼吸器材」として特許が取得され、主に気管支炎や肺炎などの治療に使う用具として売り出された。当時のイギリスは、産業革命の最盛期、大気は汚染され、感染症が繰り返し発生する時代であった。その頃のマスクは現在と同様、布で鼻と口をカバーし、その布を紐で耳にかける体裁をとった（Esposito 2020）。日本にマスクが到来するのは、明治維新から10年後の1877年のことである。1879年に東京日本橋にあった「いわしや」の松本市左衛門が、マスクの広告を出した記録がある。マスクは冬には必需品というのが当時の宣伝文句であったが、そのときには商品は一般化せ

ず、一部の人びとの間でおしゃれなアクセサリーとして利用されていたようである。マスクが日本人の関心を呼ぶようになったのは、1900年頃と言われる。大阪で重篤な肺炎を起こす肺ペストが流行し、医師とその家族が死亡するという事態になった。以後、医療関係者の間で医療用にマスクを着用する例が増えたと伝えられる（住田 2021）。

　マスクが国民の間に広く使用されるようになったのは、1918年前後からのことである。1918年3月、アメリカ・カンザス州の基地に駐屯していた陸軍兵士の1人が風邪の症状を訴え、それが駐屯地にいた兵士全員に感染した。これが世界的な大惨事を引き起こす引き金になった。当時は第1次大戦の最中、アメリカはヨーロッパ戦線に大量の兵士を送るが正体不明の風邪も大西洋を渡った。この風邪はやがて「スペイン風邪」（Spanish Flu）と呼ばれ、広く世界全体に拡散を始めた。日本では2度、スペイン風邪の波が襲っている。1918年と1920年の風邪の流行によって、当時の日本人口5,500万人の内、0.87%、およそ50万人近い人びとが命を落とした（Richard et al. 2009）。

　興味を引くのは、当時の内務省衛生局がスペイン風邪の対策用にポスターを作成し、国民への啓発運動を進めたことである。当時のキャッチ・コピーを挙げると、「恐るべし『ハヤリカゼ』の『バイキン』」「マスクをかけぬ命知らず」「汽車電車人の中ではマスクせよ」「外出の後はウガヒ忘るな」など、現在とほとんど変わらない予防策が指示されている。スペイン風邪の大流行によって、マスクは日本人ばかりか、世界各地で着用が一般化した。日本兵、アメリカ兵、それにドイツ兵など、敵味方にかかわらず、兵士がマスク着用をしながら行進する記録が残されている。マスク着用が一般化した様子を伝える貴重な資料である（NHK映像の世紀バタフライエフェクト「スペインかぜ」2022年5月12日放映）。

　日本ではマスクの使用は、第2次大戦後も引き続き国民の間で習慣と

して残った。1950年代後半から1960年代にかけ、日本は高度成長期に入る。50年代後半には太平洋ベルト地帯の開発が本格化し、千葉県から福岡県にかけ各地にコンビナートの建設が進められた。60年代に入ると、国内全体が経済開発にわき、日本は驚異的スピードで成長を続けた。ところが、やがて高度成長の副作用が表面化する。水質汚濁や大気汚染に代表される環境破壊の出現である。マスク着用との関連で言うと、四日市市、川崎市を襲った大気汚染、それに伴い気管支喘息や気管支炎の患者が発生した。また、1970年7月19日に東京の石神井で発生した光化学スモッグは、その後、全国5,200か所に広がった。日本の大気汚染は国際的にも関心を呼び、一時、東京で「東京ぜんそく」（Tokyo Bronchitis）という名称の気管支炎の患者が拡散している様子が世界に広く知られた時期があった。また、その頃から毎年のようにインフルエンザが流行し始めた。アジアかぜ（1957年）、香港かぜ（1967年）、ソ連かぜ（1977年）などが、その一例である。そうした状況で日本では国民の多くがマスクを常備し、外出時にはそれを着用するのが常態化した。

　もう1つ、日本でマスクの着用を必要とする問題が起こった。花粉症のまん延である。アメリカなどと異なり、日本では久しく花粉症が話題になることはなかった。それがアメリカでは、古くから"Hay Fever"と呼ばれ、この症状に苦しめられる人びとが多数に及んだ。日本でも1980年代前後からヒノキやスギ花粉でアレルギー症状を起こす人びとが増加するようになった。東京都大田区の資料によると、1980年代には人口70万人の内、花粉症の罹患者は8.9%でしかなかった。1996年になるとアレルギー患者は17.7%に増加し、その数は2006年には28.4%にまで拡大した。2016年には花粉症患者は区人口のおよそ半数近くに急増し、以後も引き続きその数は増加することが予想される。花粉症が拡散を続ける中、最近の調査はアレルギー患者の85.7%がマスクを常時、着用すると

いう結果を示している。花粉症はこの先も日本人のマスク着用率を確実に上昇させるはずである（東京都福祉局 2017）。

　一般的に言うと、日本人はマスクの着用にそれほど抵抗感はない。ある調査によると、回答者の12.9％は１年を通してマスクを着けている。冬に着用と回答したのは59.6％、春に着けるは25.7％になった。回答者の大多数（63％）は、マスク着用の理由として、ホコリ、花粉、大気汚染の回避を挙げる（榊原・大薗 2021）。

（3）マスク着用と同調圧力

　マスク着用については、歴史的な要因の他にも社会的理由がある。マスクをなぜ着用するかを調べた調査では、２つの理由が明らかにされている。１つは、「自分への感染を防ぐため」である。もう１つは、「周りの人びとが着けているから」という回答が出ている。２番目の回答は、集団志向の強い国でしばしば見られる行動様式である。これは手洗いについても認められる。友人をはじめいろいろなグループに所属すると、それら内部での同調圧力がマスクの着用や手洗いを促す傾向を強める（榊原・大薗 2021；中谷内 et al. 2021）。

　日本の社会生活ではしばしば、「空気を読む」ことの重要性が指摘される。明示的ではないが、「場の雰囲気」で特定の行動をとることが暗示される。この点は、マスク着用についてもあてはまる。企業、役所、学校、私的グループ、そうした集まりではマスクを着けることに暗黙の規制が働くことがある。そうした組織では「空気を読む」ことが当然視されるが、日本人の間でマスク着用率が高いのは、そうした暗示的な社会規制によるところが大きいと考えられる（松原 2021）。

　ただ、全員一致を志向する同調圧力は、マイナス効果を生むこともある。コロナ禍の最中、「自粛警察」という名前の極端な行動をとる人び

とが出現した。コロナ禍の場合、TwitterやLINEなどSNSを利用して、規制から逸脱する個人や商店を攻撃する例が確認されている。中には、SNS上で意見の衝突が発生し「炎上」した事例もある。2020年4月にはその数が46件に達したが、騒動を引き起こすのはわずか数名の常習者というのが、これまでの経験である。一般的には自粛警察のような試みには反対という意見が圧倒的に多い。

　日本の「マスク文化」がコロナ感染症の拡大を抑える大きな役割を果たしてきた。日本ではマスク着用は長い歴史を持つ国民文化である。このことは、コロナ感染症との関係で重要な意味を持つ。日本で感染者数が抑制されてきた大きな要因は、マスク着用の伝統にあると考えられる。他の国にあまり例のない日本に固有の実績である。

　日本の「マスク文化」は、この先、健康危機管理という観点から重視されるべき実績である。政府や自治体の規制より、マスク着用が感染症を予防する効果がより高いと考えられるからである。今後、マスク着用の伝統は健康危機管理の重要な資源になる。マスクは市民がいろいろな感染症に対応する際の重要な道具である。マスクはコストが低い、持ち運びが便利、これほど簡便で強力な予防対策はない。日本では、それが日常化している。マスクは今後、日本の健康危機管理対策を牽引する不可欠なツールになることが予想される（Wright 2021）。

3 コロナ感染症に対応する自治体：権限の不足と課題の増加

(1) 地方分権とコロナ感染症対策：都道府県の役割と限界

　日本では2000年から国の政治的枠組みは、分権制度に変わった。これを文字どおり理解すると、感染症対策は市町村を基本に実施され、それを広域的見地から都道府県が調整するという図式で運営されるはずである。政策形成は市町村から国に向かうボトムアップ方式が分権時代の感染症対応の理想型になる。ところが、現状では対応策は政府を中心に策定され、それを都道府県が実施する集権型になることが多い。市町村の役割は最低限度にとどまるが、その点で分権制度は感染症対策に限って形式でしかないというのが、これまでの姿である。ただ、知事が政府と異なる施策を実施しようとした事例はある。その場合でも、政府が都道府県の意向を牽制することが多い。

　国内の感染者数が増加を始めた2020年3月、状況を憂慮した東京都の小池知事は、政府の都市のロックダウンはしないという方針に反して、東京都の封鎖を口にし始めた。この意思表示は、政府との協議なしに突然出てきたものである。発意は知事の個人的見解と言われているが、政府は知事の意図に驚いた。東京都の都市機能が封鎖されると、首都圏が混乱に陥ると考えられたからである。市民生活の混乱は、当時の安倍政権の信用を失墜させることは必至とみなされた。そこで安倍内閣は先手を打った。当時、コロナ感染症対策担当であった西村康稔・経済再生担当大臣は、予定を繰り上げ2020年4月7日に緊急事態宣言を公表した。それが功を奏したのか、小池知事が企図したロックダウンは、結局発表されることなく終わった（朝日新聞デジタル 2021年5月8、9、10日「消えたロックダウン」：日本経済新聞 2020年6月3日 1頁）。

　新型インフルエンザ等対策特別措置法（以下「特措法」とする）では、緊急事態宣言が発出されると、知事に外出規制や営業自粛など、具体的な内容を決める責任が課される。以前であれば、こうした政府機関と都道府県との関係は、機関委任の原則に基づき「通達」「指示」「命令」などの文書で処理されてきた。時代は変わり、政府は自治体向けの文書には「通知」や「お知らせ」など、以前とは異なる柔らかい表現を使うようになった。緊急事態宣言についても「命令」ではなく、「発出」という表現が使われている。しかし、運営になると様相は異なる。中央政府が緊急事態宣言を発表し、それを基本に自治体が国の意向に沿った感染症対策を策定しなければならない。都道府県の自由度は相当制限される。

　変わらない現状を批判したのは、小池知事である。「社長だと思っていたら、天の声がいろいろ聞こえ、中間管理職になったようだった」と述懐し、話題を呼んだ。この点について、大阪府の吉村知事は「緊急事態宣言発出の権限は国にあるが、それに基づく休業要請などの権限は知事にある。ただ、特措法が国と都道府県の権限や責任のあり方を不明瞭にしている」と指摘している（朝日新聞 2020年5月16日）。感染症対応に関する国と知事の権限が不明確という指摘は、知事側では繰り返し指摘されてきた問題である。この先、中央政府はコロナ感染症対策の大枠を整え、その中身は都道府県が決め、決まった対策は都道府県が迅速に実行に移す柔軟な体制に変える必要がある。そのためにも、知事の裁量権を拡大することが重要になる（関西経済同友会 2021：2）。

（2）権限不足と市町村の組織点検：重要な首長の役割

　市町村については、感染症対策の役割に関して現行の制度には大きな欠陥のあることが論議されてきた。特措法において、コロナ感染症に対

応する担い手は、国、都道府県、それに政令市か特別区と規定している。基礎自治体は感染症対策のネットワークに組み込まれていない。やや極端なことを言うと、基礎自治体は枠組みには入らない部外者という位置付けになる。

これには例外がある。国が緊急事態宣言を表明した場合、特措法では基礎自治体が行動計画を策定することを義務付けている。問題は、同法がその行動計画をどう運営するかについて規定を設けていないことである。首都圏のある中核市の市長と面談したところ、同市では行動計画は2015年に作成済みという回答があった。同市は2020年に中核市に昇格しているが、市長はそれを機に県と協議し行動計画は見直すべきであったと説明している。ところが、コロナ感染症の騒ぎが始まったため両者による協議は行われず、行動計画は、結局、手付かずのままというのが現状である。市長は仮に行動計画が刷新されていても、それに基づいて感染症対策を推進することはできないという見解を示した。コロナ感染症では国の対策は混乱し、市の計画も手探り、流動的な状況で行動計画はほとんど役に立たないというのが、市長の意見である（インタビュー調査 2022年4月6日）。

権限が乏しいとはいえ、基礎自治体は学校の休業、保育園の閉鎖、自宅療養者への支援など、多数の問題に対応する責任がある。注目を集めた10万円の特別定額給付金についても、窓口業務を担うのは市町村であった。また、今回、入院できず自宅療養になった陽性者を食料の提供や買い物で支援したのも市町村である。この件では、陽性者の情報が都道府県と保健所で止まり、市町村に届かなかったことが問題視された（読売新聞 2021年9月3日）。

コロナ禍に対応する市町村の役割には矛盾が残る。一方では役割の規定がない、情報はこない、ところが国や都道府県の施策を具体化するの

は市町村である。この役割格差は、将来、解決される必要がある。今後の感染症対策では、なにより国と都道府県、それに市町村が情報を共有することが重要である。コロナ感染症対応をめぐって国、都道府県、それに市町村が協働する連携型に変えることが喫緊の課題になる。

　コロナ感染症対策が進む中、自治体自身にも問題のあることが指摘されている。自治体の首長は職員の配置や専門技術者について目配りしておく必要がある。自治体では自然災害に対応する危機管理課と、感染症対策にあたる保健公衆衛生課とが分かれているのが通例である。危機管理課は、コロナ禍で災害が発生した場合の避難所の設営に注力することが多い。一方、保健公衆衛生を担当する部署は、ワクチン接種や陽性者への支援に時間を割いてきている。これまでいくつかの自治体を調べた経験で言うと、それら2つの異なる部署の間で情報共有がほとんどなされていない。今後、感染症対策を効果のある政策にするためには、自治体内部の情報や権限のタテ割り状態を早急に改善することが望まれる。

　自治体のリーダーは、職員の持つ専門的技術についても知識を持つことが求められる。自治体の多くは、行政職とは別に技術系の職員や保健師、看護師などの専門職を採用している。今回のコロナ感染症で各地の自治体が保健師の不足に悩んでいるが、保健センターについても同じ問題が出ている。今後、自治体の幹部職員は役所に医療保健系の専門職がどれだけ在籍するか、それらの職員にどのような対応力が期待できるかなどを確認することが重要である。

　この先について言うと、感染症対策は現場である市町村を基点に政策が組み立てられることが理想である。それを主導するのは首長である。首長は健康危機管理を念頭に置いた感染症対策を組み立てることが期待される。この仕組みに都道府県が後方支援役として市町村間の調整にあたる。政府に期待されるのは、こうした首長主導のボトムアップ型の健

康危機管理システムの標準化について、いくつかモデルを準備し、それを自治体が選択できる戦略作りを進めることである。

この理想型を現実化するためには、なにより自治体の一般行政職員にも医学や薬学に関する基礎研修を実施することが望まれる。感染症の対応には、高度な医学や薬学の知識と経験が不可欠である。自治体職員はそうした試験や訓練を受け公務員になったのではない。一般の市民同様、医学や薬学に関しては素人、コロナ感染症については知らないことが多いのが通例である。そうであっても自治体職員は、コロナ禍、住民からの照会や質問に答えなければならない。中には、この作業で精神的にも肉体的にも疲弊した公務員も多い。将来の新しい感染症の発生に備え、自治体職員が医薬に関する知識の蓄積を高めることは重要な課題である。これまでの採用試験や職員研修の方法についても、健康危機管理を組み込んだ制度に改める必要がある。

（3）保健所の機能と役割：政令指定都市の事例

コロナ禍はなお一進一退、健康危機管理という観点からすると憂慮すべき状況が続く。この点でも、政府と自治体の連携と協働は今後、一層、強化する必要がある。コロナ感染症対策では、各地の保健所や保健センターが住民への対応にフル稼働したことが注目される。保健所は1989年の848施設を頂点に、その後減少を続け現在は468施設にとどまっている。今回のコロナ感染症を経験し、この先、健康危機管理への関心が高まると保健所の規模拡大が問われるかもしれない。ただ、人材、とりわけ医師の確保が難しいなど、保健所の拡張にはなお課題が残る。

参考までに記すと、人口10万人あたりで保健師の数が多いのは、島根県（79.3人）や長野県（77.2人）。反対に少ないのは、神奈川県（23.5人）、大阪府（25.9人）、東京都（28.4人）、埼玉県（30.3人）である。現状では、

コロナ陽性者が多い自治体ほど、保健師の数が少ないというチグハグな状況である。そのため、都内の看護大学では定員110名の内、25％は保健師を育てる教科にしている。問題は、保健師は看護師の資格も合わせ持つ専門職であるが、自治体側では土木や建築と同様、その採用枠に限りがある。現状では保健師を簡単に増員することができない仕組みになっている（厚生労働省健康局健康課保健室調べ（2020年4月1日）。なお、保健師の問題については、目白大学看護学部・高橋幸子准教授から示唆を得た）。

　コロナ感染症の出現で保健所の役割は一変した。首都圏にある政令指定都市を例に今回、保健所がどのような問題に直面したかを考察してみたい。政令市Aの場合、コロナ感染症のような高度な案件は保健所、それにワクチン接種に関しては本庁の感染症対策を所管する課が担当する仕組みである。A市では保健所が感染症対策を進める中心組織になる。この点は、他の保健所を持たない一般市と異なる。

　保健所を持たない自治体は、保健センターを設置することが多い（全国に2,432施設）。その役割を簡単に説明すると、センターは母子保健と各種検診などを担当する地域密着型の施設である。新型コロナウイルス感染症という未知の課題に出くわした保健センターでは、職員自身が不安を抱える中、危惧を深める住民からいろいろな要望やクレームが多数、センターに寄せられた。住民の間でコロナ感染症についてデマや噂が出回るという事態も出てきた。一方、感染症の恐ろしさを認識しない住民も少なくなかった。保健センターは住民にコロナウイルスの恐ろしさを説明し、予防手段をとることの重要性を説得することに時間をかけた（鳩野洋子 et al. 2021）。

　先出の保健所を持つ政令市A市の場合、コロナ感染症が問題になる以前、保健所には90名近い職員が勤務していた。ところが、コロナ感染症が発生すると保健所に電話が殺到し、その量は保健所職員が通常事務が

できないほどの数に及んだ。保健所の職員だけでは対応しきれず、コールセンターを設置したが、それでも住民からの要望には十分に応えることはできなった。2020年末から2021年初旬、第3波が襲来した際には電話をはじめ、コロナ感染症に関わるあらゆる業務について事務量が増加し、保健所はパンク状態に陥った。他の部署から職員支援が必要になり、ピーク時には正規職員と委託職員、合わせて100名を超えるスタッフが、住民からの電話対応や自宅待機となった患者への健康観察など、コロナ感染症に関する様々な業務にあたった。

　対応に時間を費やしたのは、健康観察のために電話をかけてきた患者から、本人以外の家族全員について健康状態の説明をされるなど、それぞれの事案に手間を要したからである。また、患者数の拡大に伴い、担当者は陽性者について個別に疫学調査（感染源の推定と濃厚接触者の行動制限などの作業）を実施するが、そのための電話件数が大幅に増加した。1回の通話時間が2時間から3時間にも達した。病状の診断や病院搬送などの判断は、医師資格を持つ保健所長と感染症対策課長、それに15名の行政保健師と呼ばれる専門職員があたった（保健師には他にも産業保健師や学校保健師がある）。数の限られた保健師は連日連夜、激務を続け、現場は「野戦病院」に似た状態になった。感染症対策に関わった職員とのインタビューで、保健師不足はかねてからの問題であり、今後、早急に人員の拡大が必要という指摘があった。

　保健所に応援派遣された職員の間では、様々な問題が出てきた。保健所に派遣された職員の中には、感染者の医療施設への移送を手伝ったスタッフ、宿泊療養施設を担当した職員などがいる。彼らが事後に体験を明らかにしているが、応援派遣されることに不安を覚えたという反応が多数に上る。自身がコロナに感染するという恐怖、家族にウイルスを移さないかという不安、それに近隣の目など、心配の種は尽きなかったと

いうのが一般的な感想である。また、保健所に派遣された職員の中には、住民からの事情説明に傾聴し、相手の話に共感して疲労を蓄積する職員もいる。これは「共感疲労」と呼ばれるが、職員がメンタルヘルスで問題を抱えるきっかけになる経験である。それを避けるため、住民への対応は職員個人でなくチームとして対処すること、職員間のコミュニケーションを重視することなどが重要である（地方公務員安全衛生推進協会 2021）。

　こうした課題を含め、自治体はこの先、健康危機管理という概念の認知度を上げることに努力する必要がある。それに合わせ、自治体職員については、健康危機管理の認識を促進することや、この問題に関する知識を広げるため、研修を充実することが望まれる。さらに、健康危機管理の訓練を制度化することなども検討すべきである。

（4）自治体行政のデジタル化と健康危機管理の見通し

　保健所が多忙になったもう1つの理由は、日本の行政がデジタル化に遅れていることである。問題を感染症に限って言うと、国には少なくとも3つの情報集約システムがある。1つは、「感染症サーベイランスシステム」（NESID）である。今回、これに加えて新しく「新型コロナウイルス感染者等情報把握・管理システム」（HER-SYS）が開発された。さらに、3つ目に「ワクチン接種記録システム」（VRS）という制度もある。その内、今回のコロナ禍で注目を集めたのはHER-SYSである。

　HER-SYSは、従来の方法では時間がかかるため、新型コロナウイルス感染症に対応するため特別に開発されたシステムである。第一発見者である医療機関等が発生届に入力し、その情報を保健所、都道府県、国と共有する仕組みである。しかし、このシステムには問題の多いことが指摘されている。誤入力や二重登録の可能性があること、入力された

ケースが全体の8割にしかならないこと、それに既存のシステム（NESID）との重複や欠落があることなどが問題視されてきた。

　医療機関がHER-SYSの使い方に慣れていないことにも問題がある。発生届に入力する項目は30件になる（その後、この数は簡素化されている）。煩瑣にわたるため、不慣れな医療機関からの届出文書は手書きが多く、ファクシミリで保健所に送られてくる。それを受けた保健所では、応援職員などが送付された資料を総出でシステムに入力する作業にかかる。ファクシミリで届く資料の解像度が低いことに加え、発生届の中には誤字、脱字、書き忘れなどがある。また、判読できない手書きの文字も多い。その都度、保健所は医療機関に電話で確認する作業が必要になる。デジタル化されたシステムでありながら、気の遠くなるようなアナログの手作業が続く。このあたりの経験を念頭に置くと、日本行政のデジタル化の遅れは相当、深刻である。デジタル化の初歩的段階で発生する問題が、健康危機管理体制の発展を大きく遅滞させることが憂慮される。早急に改善が必要とされる案件である（このあたりの課題については、首都圏の自治体に勤務する職員の方から貴重な示唆を受けた）。

　健康危機管理体制を推進していくためには、既に作られている集団災害医療体制を参考にする必要がある。集団災害医療制度では、それぞれの都道府県に基幹災害拠点病院（59施設）と、それとは別に都道府県を細分化した地域災害拠点病院（579施設）が設置されている。それらをモデルに、この先、健康危機管理に特化した医療制度を充実していく方法が考えられる。当面、既存の災害拠点病院に健康危機管理部門を増設することも考慮すべきである。

　東京都・練馬区が興味深い調査結果を公表している。行政手続1,784件の内、83%（1,490件）は電子申請ができない。できない理由は、「法律による規制」「押印が必要」「本人確認が要件」などである。日本の自

治体職員が勤勉であることが、デジタル化を遅らせたという、うがった見方も出ている。いずれにしろ、自治体行政の電子政府化は待ったなしの課題である。健康危機管理の将来もその点にかかっていると言って過言ではない（東京都練馬区 2020）。

❖ 本章のまとめ

　これまでの論議から本章は、次の2つの結論を導き出そうとしている。1つは、感染症対策を政府、都道府県、それに市町村を含む、「One Japan」方式に変換していくことが必要と思われる点である。現行の制度では、感染症対策は国と都道府県を中心に進むが、肝心の現場にあたる市町村を対策スキームの部外者にとどめている。情報や対策の策定については、市町村はしばしば政府や都道府県との共有者になれない。ある地域の市長は情報を得る最善の方法は、内閣官房や厚生労働省が公表するホームページ（HP）を確認することと語ったことがある。HPにしか頼れない市町村の位置付けには問題が残る。同じ市長はコロナ感染症対策に追われる自治体に、いろいろな省庁から通知やお知らせが、突然、ファクシミリで届くとも説明した。現在の中央・地方関係には、政府と自治体との情報共有などに工夫が必要である。国と市町村がより一体感を増す制度に変われば、政府のコロナ感染症対策もこれまでのような中途半端な政策から、より包括的で効果のある中身に変わるかもしれない。

　2つ目の結論は、健康危機管理の成熟化に関係している。国や自治体がこれまで進めてきた災害を主軸にした危機管理は、窓口を幅広なものに変えていくことが望まれる。当面、既に制度化されている集団災害医療制度の一部とし、現行の仕組みに感染症対策を組み込んでいく方法がある。時間を置いて健康危機管理を別個のテーマとして独立させ、国と

自治体の双方が協働する感染症対策システムに拡大することが望まれる。そのことにも関わる案件は、保健所の機能を再検討する作業である。保健所は数と質の両面で拡大が必要になるかもしれない。これは、自治体のデジタル化とも連動する課題である。

　本章で示したように、現行の仕組みはデジタル化したシステムを、大量の職員が手で入力するという矛盾に直面している。自治体サービスの電子化は喫緊の課題であるが、問題は山積している。自治体には早晩、コンピューターの知識に長けた技術職を確保することが必要になる。世界的に技術者の需要が高まる中、コンピューター・サイエンスに秀でた人材のリクルートに、各地の自治体は苦戦を強いられるかもしれない。「デジタル田園都市国家構想」が、それを後方支援する政策に成長することが望まれる。既に政府は、地方自治体のデジタル化に向け交付金を支出することを考えている。各地に「デジタル推進委員」を設置し、高齢者がデジタル化から取り残されることのないよう、支援を進める方針も検討している。自治体のデジタル化に合わせ健康危機管理という２つの大きな自治体の課題が、できる限り早急に国全体の関心事に膨らむことが期待される（読売新聞 2021年11月12日）。

　現在のところ、コロナ禍が何時収束に向かうかは不明である。その対応をめぐる政府の対策が緩慢であること、時差があることなどに、しばしば批判が集まる。自治体においても対応策に右往左往するのが現状である。その中、政府指導者の間から、「重大な関心を持って事態の経過を注視していきたい」など、中身のないコメントが多発される。その度に、今回のような国難に政治家のリーダーシップやコミュニケーション・スキルが、いかに重要かを改めて考えさせられる。そう思うのは筆者１人ではないはずである。

参考・引用文献

・アジア・パシフィック・イニシアティブ（2020）『新型コロナ対応・民間臨時調査会 調査・検証報告書』ディスカヴァー・トゥエンティワン。

・尾島俊之 et al.（2020）「地域保健における保健所に求められる役割の明確化に向けた研究」『厚生労働科学研究費補助金・健康安全・危機管理対策総合研究事業』。

・片平洌彦（2009）「「薬害の歴史」からみた薬害防止策の基本とその具体策（第一報）」『社会医学研究』26（2）：125-122。

・関西経済同友会地方分権委員会（2021）「【報告書】コロナ禍の今、地方自治を問う」。

・小森治夫（1997）「薬害エイズ問題と官僚機構」『商経論叢』47：1-22。

・榊原良太、大薗博記（2021）「人々がマスクを着用する理由とは―国内研究の追試とリサーチクエスチョンの検証―」『心理学研究』92（5）：332-338。

・住田朋久（2021）「なぜ日本はマスク好き？その以外な歴史的背景」『東洋経済Online』。
https://toyokeizai.net/articles/-/421202

・地方公務員安全衛生推進協会（2021）『地方公務員安全と健康フォーラム』31（4）：4-13。

・東京都福祉局（2017）「花粉症患者実態調査報告書」。

・東京都練馬区区政改革担当部区政改革担当課（2020）「新型コロナウイルス感染症に関する区のこれまでの取組と今後の課題」。

・中谷内一也 et al.（2021）「新型コロナウイルス拡大期における手洗い行動の規定因」。『心理学研究』92（5）：327-331。

・日本産業衛生学会（2020）「職場における新型コロナウイルス感染予防・対策マニュアル」。

・鳩野洋子 et al.（2021）「新型コロナウイルス感染症流行時に市町村保健センターが抱えた課題」『日本健康開発雑誌』42：77-83。

・松原悠（2021）「新型コロナウイルス感染症の流行に伴う「自粛警察」についての一考察：言説空間の変容に注目して」『災害と共生』5（1）：13-27。

・PR Times（2021）「東京都の緊急事態宣言1回目〜4回目の人出の変化」。
https://tech-blog.rei-frontier.jp/entry/2021/07/30/154406

・朝日新聞2021年5月8、9、10日「消えたロックダウン」朝日新聞デジタル。

・日本経済新聞2020年6月3日1頁。

・An, Brian, Y. and Tang, Shui-Yan. 2020. "Lessons from COVID-19 responses in

East Asia: Institutional infrastructure and enduring policy instruments." *American Review of Public Administration*, 50(6-7): 790-800.

・Duchatel, Mathieu. 2020. "Fighting the coronavirus pandemic, East Asian responses-Japan: Self-restraint and the shadow of the Olympics." *Institut Montaigne.*
https://www.Institutmontaigne.org/en/blog/Japan-self-restraint-path-dependence-and-shadow-olympics.

・Esposito, James. 2020. "The respirator and cloth mask." *Origins: Current Events in Historical Perspective.*
https://origins. osu.edu. connecting-history/covid-face-maks-N95-respirator? language_content_entry=en

・Moon, M. Jae and others. 2021. "A comparative study of COVID-19 responses in South Korea and Japan: Political nexus triad and policy responses." *International Review of Administrative Sciences*, 87(3): 651-671.

・*Nippon Com.* November 11, 2020."Japan's COVID-19 Measures: Controlling the Spread Without Lockdowns."

・Richard. S.A. et al. 2009. "A comparative study of the 1918-1920 influenza pandemic in Japan, USA and UK: Mortality impact and implications for pandemic planning." *Epidemiology and Infection*, 137 (8): 1062-1072.

・Science Council of Japan. 2020. "Recommendation: Establishment of a permanent organization to prevent and control infectious diseases."

・Wright, James. 2021. "Overcoming political distrust: The role of 'self-restraint' in Japan's public health response to COVID-19." *Japan Forum*, 33(4): 453-475.

第2章

政府の感染症対応と政策過程

❖ 本章の目的

　新型コロナ感染症への対応では指令塔機能をどのように制度化するかが重要な課題・論点であった。本章では、政府レベルにおける本部と会議体の変遷に焦点をあてて分析を進める。

　コロナ感染症対策で政府は、初動期に新型コロナウイルス感染症対策本部（以下「対策本部」とする）を設置した。この対策本部は設置以降、継続してコロナ感染症対策にあたってきている。一方、政府が専門的助言を得るための「会議体」は、大きく2度にわたって法制度上の変更が加えられてきている。感染症への対策には専門家による助言が不可欠であるが、現在の体制に至るまで、政府は最適な会議体の在り方について試行錯誤を重ねてきた。本章では、この会議体の変遷を1つの軸とし、政府レベルでの政策過程について、以下の手順で分析を進める。

　第1節では、コロナ感染症の対策期間の区分方法について説明する。第2節ではコロナ感染症対策における本部、及び、「担当大臣」の位置付けについて整理する。その上で第3節では、区分した各期間における会議体の位置付けや法令上の特徴、開催パターンについて分析を進める。また、それらの会議体間において、構成メンバーにどの程度の差異や変動があったのかについても考察する。以上の分析をもとに、政府の意思決定における特徴を検討し、最後の第4節において、災害対応と感染症対応の相違点、さらには今後の自治体の感染症対応についての留意

点について論じることとする。

1 対策期間をいかに区分するか

　政府の対応を分析するにあたり、コロナ感染症の発生当初から本章執筆時点まで、2年半を超える時間が経過している。おそらくまだしばらくの期間、コロナ感染症への対策が進められることになると思われるが、対策の初動時と現在とでは、「未知」とされたコロナ感染症に関する知識や情報、あるいは政府の対策の在り方や国民の危機意識も大きく変動してきた。ここでは、ここまでの約2年半を時期区分し、それらの期間を比較考察することにより、政府の対応策の違いを明らかにしたいと思う。

　本章ではそうしたこれまでの変化を、感染者の増減や内閣の交代による区分ではなく、「専門家による会議体」に着目し、この組織の変化を時期区分として分析を行うことにしたい。コロナ感染症対策では、政治による意思決定と専門家の関係に着目する必要がある。特に感染の初期、初動期において総理や閣僚、あるいは都道府県知事たちはリーダーシップを演出するために、専門的な検討を経ていない政策アイデアを実行に移し、批判や混乱を招く場面が複数回見られた。他方で、その後、専門家による見解が政府の意思決定の前面に出されるようになると、今度は専門家が政府の意思決定を左右することについての是非が議論されることになった。特に新型感染症対策においては、政府の判断が国民の生命や健康に直結する。専門的な知見を抜きに政策判断を進めることは今後も不可能である。それゆえコロナ感染症対策を対策本部と専門家の関係に着目しながら分析を進めることが、問題の所在をより明確にするはずである。会議体の設置期間を1つの時期区分とする方法が最も適切であると考えられる理由に他ならない。

　そこで本章では、政府の対策本部が設置された2020年1月から、同対策本部が設置した新型コロナウイルス感染症対策専門家会議（以下「専門家会議」とする）が廃止される同年7月3日までを「第1期（初動期）」とする。同日から「新型インフルエンザ等対策有識者会議」（以下「有識者会議」とする）が廃止される2021年3月31日までを「第2期（過渡期）」、そして翌日4月1日から特措法に基づいて新型インフルエンザ等対策推進会議（以下「対策推進会議」とする）が設置されて以降を「第3期（安定期）」と区分する（表1）。

表1　会議体と時期区分

時期区分	第1期（初動期） 2020年1月30日～ 同年7月3日	第2期（過渡期） 2020年7月3日～ 2021年3月31日	第3期（安定期）） 2021年4月1日～
閣僚	新型インフルエンザ等対策閣僚会議 新型コロナウイルス感染症対策本部		
専門家 （内閣官房）	新型インフルエンザ等対策有識者会議 ・*基本的対処方針等諮問委員会* 新型コロナウイルス感染症対策専門家会議	新型インフルエンザ等対策有識者会議 ・*基本的対処方針等諮問委員会* ・*新型コロナウイルス感染症対策分科会*	新型インフルエンザ等対策推進会議 ・*基本的対処方針分科会* ・*新型コロナウイルス感染症対策分科会*
専門家 （厚労省）	厚生労働省新型コロナウイルス感染症対策推進本部アドバイザリー・ボード		

※「・*斜体*」の会議体は直前に記載してある会議体の分科会であることを意味する。
出典：筆者作成

　専門家による会議体が頻繁に制度変更された理由は何か。また、それぞれの期間において、制度上、対策本部と専門家による会議体がどのような関係に位置付けられていたのか。それらの会議の開催頻度や開催のパターンにはいかなる特徴が見られるのか、それらが第3節の論点になる。また、3期にわたって制度上の位置付けが変更されることなく設置され続けた組織は、対策本部と「新型インフルエンザ等対策閣僚会議」、そして厚生労働省に設置された「新型コロナウイルス感染症対策推進本

部アドバイザリー・ボード」である。これらについても、次節以降で詳細を説明する。

2　政府対策本部等と新型コロナ担当大臣

（1）新型インフルエンザ等対策閣僚会議

　閣僚クラスのメンバーで構成される本部や会議体等の中で、今般のコロナ感染症対策において最も設置が古いものは、新型インフルエンザ等対策閣僚会議（以下「対策閣僚会議」とする）である。対策閣僚会議は2011年9月22日「新型インフルエンザ等対策会議の開催について」（閣議口頭了解）によって設置され、現在に至っている（内閣官房新型インフルエンザ等対策室 2011）。この閣議口頭了解によれば、設置目的を「新型インフルエンザ等の発生に備え、関係省庁の緊密な連携を確保し、政府一体となって対応するため」（傍点筆者）としている。つまり、対策閣僚会議は野田佳彦内閣において「新型インフルエンザ対策行動計画」の改定のために設置、開催されたものである。構成員は全閣僚とし、総理が主宰するとしている。

　「新型インフルエンザ等の発生に備え」とあるように、対策閣僚会議は、本来は新型感染症対策の事前準備のための機関だったはずである。新型コロナウイルスによる感染が拡大して以降も、対策閣僚会議を開催しなければならなくなったのは、有識者会議の設置と開催の根拠がこの対策閣僚会議決定に基づいていたからである。対策閣僚会議は2012年8月3日の第2回会議（持ち回り会議）において有識者会議の設置を決定した[1]。その約7年後、コロナ感染症対策のため有識者会議を拡張し、

注
1　なお、同日の持ち回り会議において「新型インフルエンザ等対策本部設置要綱（案）」についても了承している（内閣官房新型インフルエンザ等対策室 2012）。

分科会等を追加する際にも、形式的にではあるが、対策閣僚会議を開かねばならなかったのである。ただし、コロナ感染症発生後に開催された3回全ての会議が持ち回り形式で開催されており、閣僚たちが実質的な討議や検討を行う場としては機能していない[2]。

対策閣僚会議の設置根拠となる閣議口頭了解では、対策閣僚会議の開催について、「随時」としているものの、実際には2012年の第2回会議の後、第3回会議が開催されたのはコロナ感染症発生後の2020年3月26日である。「行動計画」を改定する機関が7年以上にわたって休眠状態にあったことになる。自然災害への対応においては、総理を議長とする中央防災会議が常設の事務局（内閣府政策統括官（防災担当））を抱え、平時から自然災害への対処について研究し、災害対策基本法や防災基本計画等の改善を不断に検討している。それに対して感染症対策の事前準備は手薄な状況にあったと言わざるを得ない。

（2）新型コロナウイルス感染症対策本部

政府対策本部の所掌と本部長の権限について確認しておきたい。2020年1月中旬以降、国内でも感染者が確認された。同年1月30日、新型インフルエンザ等対策特別措置法（以下「特措法」とする）に基づき「新型コロナウイルス感染症対策本部の設置について」が閣議決定された。同閣議決定では、対策本部の設置目的は「政府としての対策を総合的かつ強力に推進するため」とし、政府レベルでの対策を決定する機関として位置付けられている。設置から2022年7月末現在まで、95回の政府対

注

2 第3回は2020年3月26日に有識者会議と基本的対処方針等諮問委員会の定員を拡大するため、第4回は同年7月3日に有識者会の分科会として新型コロナウイルス感染症対策分科会を設置するため、そして第5回は有識者会議の廃止に関連する決定を行うために持ち回りで開催されている（内閣官房新型コロナウイルス等感染症対策推進室2020a、2020b、2021）。
3 新型コロナウイルス感染症対策本部HP
https://www.kantei.go.jp/jp/singi/novel_coronavirus/taisaku_honbu.html　2022年7月31日閲覧。

策本部会議が開催されており[3]、本部長は総理である。設置当初、副本部長は官房長官と厚労大臣のみであったが、約1か月半後の2020年3月17日には「新型インフルエンザ等対策特別措置法に関する事務を担当する国務大臣」（新型コロナ担当大臣）として副本部長が追加された（新型コロナ担当大臣については次節で詳説）。これら本部長と副本部長以外の全ての国務大臣が本部員である。

　政府対策本部の所掌事務については、特措法第17条において「基本的対処方針に基づき実施する新型インフルエンザ等対策の総合的な推進」「都道府県・指定行政機関等との総合調整」「総合調整に基づく所要の措置が実施されない場合における都道府県知事、指定行政機関の長等への指示」と定められている。このほか、基本的対処方針の策定（第18条）も対策本部の担当業務である。

　また特措法では、対策本部長の権限について次の項目を列挙している[4]。

○臨時の予防接種等に関する厚労大臣への指示（第28条）

○海外から来航する船舶に対する運航制限の要請（第30条）

○新型インフルエンザ等まん延防止等重点措置の公示等（第31条の4）

○まん延防止重点措置において所要の措置が実施されない場合における都道府県知事への指示（第31条の5）

○新型インフルエンザ等緊急事態宣言（第32条）

○緊急事態宣言下において所要の措置が実施されない場合における都道府県知事への指示（第33条）

　法律上は、所要の措置がとられない場合においては、知事や関係省庁の大臣に対して対策本部長は「必要な限度において」「必要な指示」を出せると規定されている。都道府県や政府機関が所要の措置をとらない

注
4　特措法では厚生労働大臣の果たす役割として、新型インフルエンザ等の発生等に関する報告（第14条）、停留を行うための施設の使用（第29条）、医療等の実施の要請等（第31条）、埋葬及び火葬の特例等（第56条）、医薬品等の譲渡等の特例（第64条）などが規定されている。

（とれない）事態というのはよほどの事態であるが、その万一を想定した規定である。

（3）新型コロナ担当大臣

　政府対策本部が設置された当初、新型コロナ担当大臣については任命に関する明確な法的根拠がなかった。そのためもあってか、新型コロナ担当大臣は、専門家会議の設置（2020年2月14日）から1か月近く遅れた3月6日になって「総理指示」に基づいて任命されている[5]。さらにこの新型コロナ担当大臣を政府対策本部の副本部長とする閣議決定が出されたのは、任命からさらに11日後の3月17日であった。防災担当大臣は内閣府設置法で設置が義務付けられているだけでなく、災害対策基本法（以下「災対法」とする）において、防災担当大臣が緊急災害対策本部の副本部長を担うことについても法定されている[6]。それに比べて新型コロナ対策の初動での政府対策本部の組織形成において「タイムロス」が生じた点は否めない。

　防災担当大臣と比べると「総理指示」に基づくとされる新型コロナ担当大臣の法的根拠も相対的に弱いと言わざるを得ない。首相官邸HPの「閣僚等名簿」において、新型コロナ担当に関する表記がなされるようになるのは、岸田内閣での「新型コロナ対策・健康危機管理担当大臣」が初めてである。安倍内閣及び菅内閣の閣僚名簿に「新型コロナ担当大臣」という肩書の記載はない[7]。総理指示に基づく任命のまま運用した結果、担当に関する正式な辞令が出ていないことに起因していると考え

注：
5　首相官邸HPにおける「官房長官記者会見」によれば、「先ほど、総理から西村大臣に御指示がありました。指示の内容は、『新型コロナウイルス感染症による国民生活や経済に及ぼす影響を最小限とするため、関係大臣と協力して、必要な法案の今国会への提出と早期成立を図り、政府一体となって取組を強力に進める』、というものであります」としている（首相官邸HP　https://www.kantei.go.jp/jp/tyoukanpress/202003/6_p.html　2022年7月31日閲覧）。
6　災対法では、防災担当大臣は特定災害対策本部の本部長（災対法第23条の4）、非常災害対策本部の副本部長（災対法第25条）としても位置付けられている。

られる。対策本部や新型コロナ担当大臣の在り方は、一見すると自然災害への危機管理体制に倣ったかのように見える。しかし本部設置から担当大臣が副本部長になるまでの経緯を振り返る限り、大規模な新型感染症拡大への対応をスムーズに開始できるレベルにまで政府は組織編成に注力してこなかったような印象が強い。

　新型感染症の拡大にあわせて、いわば「走りながら」模索された体制であったと言えるが、興味深いのは、コロナ感染症対策の担当大臣について防災担当大臣に兼任させるのではなく、経済再生担当大臣に兼任させた点である。なぜ防災担当大臣ではなかったのであろうか。推測の域を超えることはないものの、事実に基づいていくつかの点を指摘することができる。

表２　防災担当大臣と新型コロナ担当大臣

内閣	閣僚名	担当
安倍内閣 2019年9月11日〜 2020年9月16日※	武田良太	国家公安委員会委員長、行政改革担当、国家公務員制度担当、国土強靱化担当、内閣府特命担当大臣（防災）
	西村康稔	経済再生担当、全世代型社会保障改革担当、内閣府特命担当大臣（経済財政政策）
菅内閣 2020年9月16日〜 2021年10月4日	棚橋泰文	国家公安委員会委員長、国土強靱化担当、領土問題担当、内閣府特命担当大臣（防災　海洋政策）
	西村康稔	経済再生担当、全世代型社会保障改革担当、内閣府特命担当大臣（経済財政政策）
岸田内閣 2021年10月4日〜	二之湯智	国家公安委員会委員長、国土強靱化担当、領土問題担当、国家公務員制度担当、内閣府特命担当大臣（防災　海洋政策）
	山際大志郎	経済再生担当、新しい資本主義担当、新型コロナ対策・健康危機管理担当、全世代型社会保障改革担当、内閣府特命担当大臣（経済財政政策）

※第4次安倍内閣第2次改造内閣の任期。
出典：前掲注7の資料をもとに筆者作成。

注───────────
7　第2次岸田内閣閣僚等名簿
　https://www.kantei.go.jp/jp/101_kishida/meibo/index.html　2022年7月31日閲覧。
　菅内閣閣僚等名簿
　https://www.kantei.go.jp/jp/rekidainaikaku/099.html　2022年7月31日閲覧。
　第4次安倍内閣　第2次改造内閣
　https://www.kantei.go.jp/jp/rekidainaikaku/098.html#link03　2022年7月31日閲覧。

　まず、第1に、防災担当大臣に任じられている閣僚が兼務している担当について見ると、若干の変動があるものの、国家公安委員長や国土強靱化担当、領土問題担当など、警察庁や国土交通省等との関連が深い（表2）。国公委員長に警察組織への指揮命令権は一切ないとはいえ、警察には災害時の即応部隊として広域緊急援助隊（広緊隊）等が編成されているように災害対応と無縁ではない。国土交通省は防災施設の設置やインフラ等の復旧復興で中心的な役割を果たしてきた。しかしながら、どちらの業務も日本におけるコロナ感染症対策との親和性は必ずしも高いとは言えない。

　国によっては警察や軍隊を動員してロックダウンを実施した事例もあるが、日本では警察力によって人流を抑制する手法は採用されてこなかった。また、国土交通省については物流対策などの点でコロナ感染症対策と全く関連がないわけではないが、特に関連性が深い官庁というわけでもない。こうした点を念頭に置くと、防災担当大臣が新型コロナ担当大臣を兼務する合理性や必然性はそれほど高くなかったと言える。

　実際に任命された西村康稔大臣のコロナ感染症以外の担当について見ると、経済財政担当大臣とそれに関連して経済再生担当のほか、全世代型社会保障改革担当に任じられていることが分かる。特に全世代型社会保障改革担当について見ると、所管する「全世代型社会保障検討会議」がコロナ禍直前と言ってよい2019年9月20日に内閣官房へ設置されたばかりであった（社会保障審議会医療保険部会 2019）[8]。同会議では、経済再生本部のもとに設置された未来投資会議からの提言についても検討を進める等、内閣官房と厚生労働省だけでなく、間接的に経済産業省も関与していたと考えられる[9]。その後のコロナ感染症対策では、医療の確

注
8　全世代型社会保障検討会議は2021年12月14日に最終報告を提出し、2年間にわたる活動を終えた（社会保障審議会 2021）が、同年11月9日に全世代型社会保障構築会議が設置されている（「全世代型社会保障構築会議の開催について」2021年11月9日総理大臣決裁）。

保や人流の抑制とともに、経済活動の維持などが論点とされるようになる。任命当時においてそこまでの見通しと認識があったかは定かではないが、内閣官房、厚生労働省、経済産業省のいずれとも接点のあった西村大臣は防災担当大臣よりも感染症対応に適任と判断された可能性が高い。

　さらに西村大臣は経済財政担当大臣として、経済財政諮問会議議長の安倍総理を補佐する位置にあった。また、経済再生本部では本部長（総理）の下で菅官房長官とともに副本部長を務めた。このほか、未来投資会議では議長（総理）の下で、経済再生担当大臣と官房長官、そして経済産業大臣の3名が副議長とされていた。さらに上述の全世代型社会保障検討会議においては、議長（総理）の下、西村大臣は議長代理として補佐する位置にあり、会議の構成員（閣僚級）は官房長官、財務大臣、厚生労働大臣、経済産業大臣であった。所管する業務において、総理や官房長官、厚生労働大臣、経済産業大臣と複数の接点を有する立場にあったと言ってよい。

　このように防災担当大臣が厚生労働省との関連がそれほどなかったのに対して、官房長官以外で、複数の官庁、しかも感染症対策に関連する官庁との接点を持っていたのは西村大臣だけだったと言い得る。防災担当大臣のように法定された大臣がいない中、新型コロナ担当大臣は事前の制度設計がない中で模索しつつ、様々な偶然の一致と属人的な要因によって西村大臣が任命されたと言える。

注
9　例えば2019年3月20日と5月15日の未来投資会議ではそれぞれ「全世代型社会保障における疾病・介護の予防・健康インセンティブ」と「全世代型社会保障における高齢者雇用促進及び中途採用・経験者採用促進」が検討されている（未来投資会議HP　http://www.kantei.go.jp/jp/singi/keizaisaisei/miraitoshikaigi/index.html　2022年7月31日閲覧。）が、これらは全世代型社会保障改革において重要な論点となっている。

（4）新型コロナウイルス感染症対策本部の活動量

　対策本部の開催頻度やパターン、特徴について見ておく。各月における本部会議の開催回数とコロナ感染症の新規感染者数を重ね合わせたグラフが図1である。一見して第1期における本部会議の開催頻度が圧倒的に高いという特徴が見える。時期が下るにしたがって特に第3期以降、「持ち回り」開催の頻度が高くなってきている点が2つ目の特徴である。

図1　対策本部の開催頻度と感染者の増減

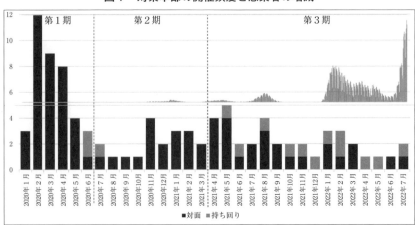

出典：政府対策本部の開催頻度については「新型コロナウイルス感染症対策本部HP」（https://www.kantei.go.jp/jp/singi/novel_coronavirus/taisaku_honbu.html　2022年7月31日閲覧）をもとに筆者作成。感染者数の推移は厚生労働省HP「オープンデータ」（https://www.mhlw.go.jp/stf/covid-19/open-data.html　2022年7月31日閲覧）の新規陽性者数の推移（日別）をもとに筆者作成。

　第1期における開催頻度が高い点について詳しく見ると、1か月あたりの最大開催回数は設置直後2020年2月の12回である。コロナ感染症の感染経路や致死率、防疫方法等、不明な事項が多い中、どのような体制で臨むのか模索を重ねる時期であったことが開催頻度の高さからも垣間見ることができる。次いで高いのが翌3月の9回であり、それに続くのが同年4月の8回であった。これ以降、対面での開催が1か月に4回を

超える事態は生じていない。

　第2期と第3期の前半あたりまでは、新型コロナ感染の「新たな波」が押し寄せてくると、感染者数の増加に合わせて対面での本部会議の開催が増加する傾向が見てとれる。しかしその後、第3期の中盤以降になると、意見交換を伴わない「持ち回り」会議の頻度が目に見えて増加している。この時期になると、政府がとれる基本的な対策が底をつくような状態になっており、新規に検討を要する事案が相対的に減少した結果を反映しているようにも見える。また、ワクチンの普及等によりコロナ感染症の致死率が当初よりも低下したことも、開催回数の低下と関連しているかもしれない。

　新型感染症の対策における最大の困難は、新たな危険性を有したウイルスの特性が事前に予測できないという点にある。その観点に立てば、新型コロナウイルスの次に侵入してくる新型感染症ウイルスに対応する際にも、本部立ち上げの初動期において活動量が急増することは容易に予測できる。いかに初動の体制を固めておくべきか、その重要性を示すデータである。

（5）閣議における課題

　本節の最後に、対策本部とは別に、第1期における閣議の開催頻度と開催形式について見ておきたい。通常、閣議は毎週火曜日と金曜日の開催を定例としており、必要に応じて臨時閣議が開催される。それゆえ毎月概ね12回前後開催されるのが一般的である。コロナ感染症が拡大する中でも同程度の頻度で開催されていたが、第1期においてはその開催形式に特徴がある（表3）。

表3　第1期における閣議の開催回数と開催形式

2020年	全回数	対面	持ち回り	備考
1月	12	9	3	
2月	12	8	4	
3月	12	9	3	
4月	13	3	10	対面は3日7日（7日に定例閣議と臨時閣議を開催）
5月	14	1	13	対面は29日
6月	10	4	6	対面は5日12日19日26日（交互に開催）
7月※	9	7	2	

※2020年7月は大半が第2期に含まれるが、前月との比較のため掲載した。
出典：首相官邸HP「令和2年閣議」（https://www.kantei.go.jp/jp/kakugi/2020/index.html　2022年7月31日閲覧）により筆者作成。

　この時期、政府は2020年4月7日に首都圏1都3県と大阪府、兵庫県、福岡県を対象に初の緊急事態宣言を実施し、4月16日には全国に対象を拡大した。その後5月半ば頃から段階的に解除が実施され、5月25日最後まで残っていた首都圏1都3県と北海道が解除されている。閣議の開催状況を確認すると、この緊急事態宣言の期間中、対面での閣議は一切開催されていないことが分かる。宣言解除後においても6月は対面と持ち回りを交互に開催し、対面中心の開催に復帰したのは7月に入ってからである。ちなみにこれ以降、第2回目の緊急事態宣言、あるいはまん延防止等重点措置が出されている期間においては、同様の対応はとられていない。第1期にのみ見られる特徴的な対応である。

　2020年4月当時において、いまだ新型コロナウイルスの特徴や危険性、予防策等が十分に把握できていなかったことを考慮に入れると、緊急事態宣言にあわせて首相と閣僚の命を守るために慎重な対応をとったこと自体はむしろ評価されるべきであろう。他方で、閣議は内閣の意思決定の場である。閣議の議案は、事前に政府内で入念に検討が進められ、さらには与党自民党により事前審査を受けた案件が提出されてくる。「サイン会」とも揶揄される形式化した作業であるかもしれないが、

政府の最高意思決定の場であることに変わりはない。次なる感染症が拡大した際にも、対面と持ち回りしか選択肢がない状況が果たして望ましいのか、首相官邸と各大臣室を専用回線でつなぐなど、対面せずとも高いセキュリティのもとで意見交換できる方法を確立しておく必要があるように思われてならない。

3　各期における会議体の特徴

（1）第1期の会議体（専門家会議等）

　コロナ感染症対策に関連する会議体として最も最初に設置されたのは、「厚生労働省新型コロナウイルス感染症対策本部設置規程」（厚生労働大臣伺い定め 2020年1月28日）第5条によって設置された「アドバイザリー・ボード」である。同規程を見る限り、アドバイザリー・ボードの設置目的に関する記載は一切ない[10]。ただし、その上位機関にあたる厚生労働省対策本部については「令和元年12月に中華人民共和国で発生した新型コロナウイルス感染症対策について、関係部局の緊密な連携の下、厚生労働省が一体となり、その効果的かつ総合的な推進を図るため」[11]と設置目的を規定している。

　その約2週間後に政府対策本部決定に基づき設置されたのが専門家会議である。「新型コロナウイルス感染症対策専門家会議の開催について」（新型コロナウイルス感染症対策本部決定 2020年2月14日）によれば、専門家会議については「新型コロナウイルス感染症の対策について医学的な見地から助言等を行うため」開催するとしている。アドバイザリー・

注─────────
10　同規程第5条では「対策推進本部の下に感染症等に関する専門家によるアドバイザリー・ボードを置くことができる。アドバイザリー・ボードのメンバーは本部長が指名する者とする。」としている。
11　厚生労働省新型コロナウイルス感染症対策推進本部設置規程第1条

ボードとは異なり、コロナ感染症対策を実施するにあたっての専門的な助言が期待されていたことが読み取れる。

　ここまでで既に2つの会議体が設置されているが、2020年3月26日にさらに追加で設置されたのが基本的対処方針等諮問委員会（以下「諮問委員会」とする）である。諮問委員会は対策閣僚会議が2012年8月に設置した「新型インフルエンザ等対策有識者会議」（以下「有識者会議」とする）の下部委員会として設置されており、構成員についても有識者会議の構成員の中から20名以内で構成するとしている。特措法第18条では「政府対策本部は、政府行動計画に基づき、新型インフルエンザ等への基本的な対処の方針（以下「基本的対処方針」とする）を定めるものとする」と規定されている。この基本的対処方針の策定にあたっては、政府は「学識経験者の意見を聴かなければならない」と同条4項で規定していることから、諮問委員会が設置されたということである[12]。なお、基本的対処方針については同条において①発生状況、②全般的な方針、③対策実施に関する重要事項を定めると規定している。

図2　第1期における本部等と会議体

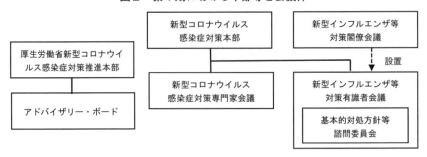

注
12　特措法第18条4項では「政府対策本部長は、基本的対処方針を定めようとするときは、あらかじめ、感染症に関する専門的な知識を有する者その他の学識経験者の意見を聴かなければならない。ただし、緊急を要する場合で、あらかじめ、その意見を聴くいとまがないときは、この限りでない」としている。

　このように第１期の会議体の特徴としては、第１に、政府組織全体を見通して同時に設置されたわけではなく、つぎ足しながら設置する形がとられたこと。その結果でもあるが第２に、設置根拠も「厚労大臣伺い定め」「政府対策本部決定」「対策関係閣僚会議決定」という形で特に統一性はなかったこと。そして特措法と関連のある機関は諮問委員会だけであったことなどが指摘できる。

（2）第１期における会議体の開催頻度と特徴

　第１期におけるこれらの会議体の開催頻度を確認すると次のようになる。

図3　第１期における会議体の開催頻度

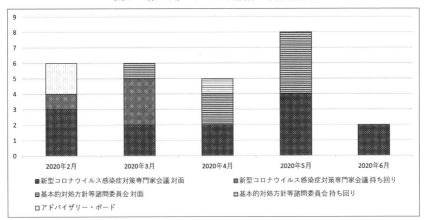

出典：専門家会議の開催頻度については「新型コロナウイルス感染症対策本部HP」（https://www.kantei.go.jp/jp/singi/novel_coronavirus/taisaku_honbu.html　2022年7月31日閲覧）をもとに、諮問委員会の開催頻度は「新型インフルエンザ等対策有識者会議HP」（https://www.cas.go.jp/jp/seisaku/ful/yusikisyakaigi.html　2022年7月31日閲覧）をもとに、アドバイザリー・ボードについては「新型コロナウイルス感染症対策アドバイザリー・ボードの資料等」（https://www.mhlw.go.jp/stf/seisakunitsuite/bunya/0000121431_00348.html）をもとに筆者作成。

　まず最初に設置されたアドバイザリー・ボードであるが、2020年2月に2回開催されただけで、その後は開催されなくなっている。これはアドバイザリー・ボードの2週間後に設置された専門家会議が、コロナ感染症についての情報交換や分析報告の場として活用されるようになった

ためである。いわば意見交換の基盤としての役割を果たすようになった専門家会議は、第1期の期間途切れることなく開催されている。のみならず、「3つの密の回避」に代表される行動変容の必要性についての議論、あるいは患者数が急増する感染予測（オーバーシュート）が報告される場となっていた。これに対して、3つの中で1番最後に設置された諮問委員会は、一貫して基本的対処方針の策定及び改定の場として使用されている。例えば2020年3月に特措法が改正され、正式に同法の新型インフルエンザに読み替える対象として新型コロナが位置付けられているが、このときに基本的対処方針の策定のため諮問委員会が開催されている。その後4月と5月、政府対策本部は緊急事態宣言を出したことから、宣言の対象都道府県や解除対象の都道府県について、そして基本的対処方針の変更について頻繁に諮問委員会で検討されている。その逆に宣言終了後の6月には1回も開催されていない。

　なお、諮問委員会の親委員会にあたる有識者会議は、「政府行動計画」についての意見を述べるための会議体である。そのため、有識者会議は形式上設置されてはいるものの、コロナ感染症対策中に政府行動計画の大幅な書き換えを要する事態に直面しなかったことから、コロナ感染症対策がとられるようになってから1度も開催されていない。

（3）第2期の会議体（対策分科会等）

　第2期の最大かつ唯一の変化は2020年7月3日に専門家会議が廃止されたことである。専門家会議が廃止され、その役割の一部を引き継ぐ新たな会議体が設置された。「対策関係閣僚会議決定」に基づき、有識者会議の下に新たに設置された「新型コロナウイルス感染症対策分科会」（以下「対策分科会」とする）である。対策分科会の設置にあわせて「有識者会議の長が認める場合は、分科会の議決をもって有識者会議の議決

図４　第２期における本部等と会議体

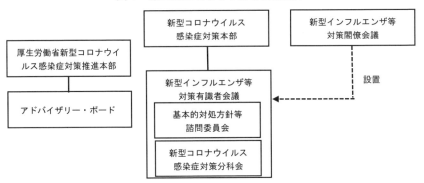

とすることができる」とする規定も対策関係閣僚会議決定に追加されている。

　この制度改正によって対策分科会も諮問会議と同じ設置根拠に基づくことになり、その点では会議体の設置根拠が整理された。ただし、政府や国民がとるべきコロナ感染症対策の内容やその基盤となる基本的対処方針について意見を述べる重要な２つの会議体の設置根拠が、法律ではなく、正式な閣議決定でもない「対策関係閣僚会議決定」による設置のままとした判断については疑問が残る。対策関係閣僚会議自体が、特措法に設置根拠がある機関ではなく、「閣議口頭了解」で設置された機関であることに鑑みれば、この制度改正によって必ずしも設置の法的根拠が強化されたとまでは言えないようである。

（4）第２期における会議体の開催頻度と特徴

　次に開催頻度について見ると、第２期は第１期とは様相が大きく異なっていることが分かる。まず目につくのは、第１期では全く開催されていなかったアドバイザリー・ボードが必ず１か月に２回以上の頻度でほぼ定期的に開催されていることである。実は第１期では専門家会議に

図5 第2期における会議体の開催頻度

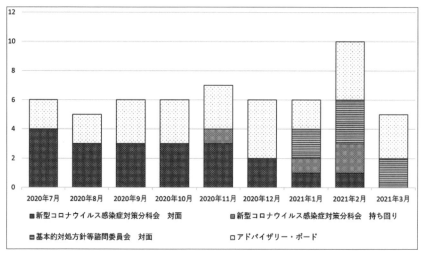

出典：対策分科会及び諮問委員会の開催頻度は「新型インフルエンザ等対策有識者会議HP」（https://
www.cas.go.jp/jp/seisaku/ful/yusikisyakaigi.html 2022年7月31日閲覧）をもとに、アドバイ
ザリー・ボードについては「新型コロナウイルス感染症対策アドバイザリー・ボードの資料等」
（https://www.mhlw.go.jp/stf/seisakunitsuite/bunya/0000121431_00348.html）をもとに筆者作成。

おいて感染状況についての情報共有や分析結果の報告が行われていた。
しかし第2期に入ると、基礎的なデータの共有や地域別の詳細な分析な
どは厚生労働省に置かれたアドバイザリー・ボードで集中的に実施され
るようになっていく。その結果、感染状況が低下傾向にあっても定期的
に最新データとその分析を共有する必要があることから、アドバイザ
リー・ボードが最も定期的に開催される定例の会合となった。

　これに対して、対策分科会は「イベント開催のあり方」や「ワクチン
接種」さらには「感染リスクが高まる5つの場面と感染リスクを下げな
がら会食を楽しむ工夫」「Go Toトラベルについての意見」など、その時
点における対策本部や政府の関心事項、あるいは対策分科会の専門家が
必要と感じる対策について様々な角度から提言をするようになる。しか
しとるべき対策、検討事項が無尽蔵にあるわけではないことから2020年

12月頃から開催回数が減少傾向を示すようになる。またその頃から再び感染者が増加傾向を見せ始めたことにより、緊急事態宣言の2度目の発出が視野に入り始めると2021年1月以降は諮問委員会の開催が優先されるようになった。2021年1月8日から2度目の緊急事態宣言が発出されると、同年3月に緊急事態宣言が停止されるまで、概ね隔週で諮問委員会が開催され、基本的対処方針や宣言の停止が検討されている。

　このように第2期になると、第1期よりも会議体の位置付けが整理され、かつ役割分担についてもさらに明確になった。状況分析や分析に関する意見交換はアドバイザリー・ボードで、個別の対策や事業についての意見は対策分科会で、そして緊急事態宣言及びそれに関連した基本的対処方針の変更等については諮問委員会で検討する体制が整えられた。なお、この表からは分からないものの、アドバイザリー・ボードで議論した翌日に対策分科会や諮問委員会が開催されることが半ば定例化してくるのもこの時期からである。

（5）第3期の会議体（対策推進会議）

　第3期においては、対策分科会と諮問委員会の両方について、その機能を維持しつつ、法的な位置付けが強化されている。まず、両委員会はその親委員会であった有識者会議とともに2021年4月1日で廃止された（対策閣僚会議決定 2021年3月30日）。同日、改正特措法が施行され、第70条の2により新型インフルエンザ等対策推進会議（以下「対策推進会議」とする）が設置された。有識者会議の機能を引き継ぎ、政府行動計画について意見を述べること、さらには基本的対処方針についても意見を述べることが対策推進会議の主な役割である（第70条の3）。

　さらに第70条の10で「この法律に定めるもののほか、会議に関し必要な事項は、政令で定める」としており、「新型インフルエンザ等対策推

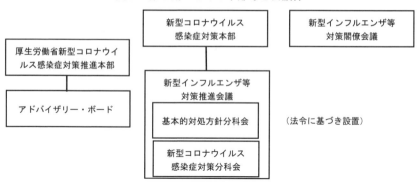

図6　第3期における本部等と会議体

進会議令」（2021年第138号）が定められている。この会議令第4条では3つの分科会の設置を定めているが、その筆頭に記載されているのが「基本的対処方針分科会」（以下「対処方針分科会」とする）である[13]。上述のとおり、特措法は対策推進会議の所掌の1つとして基本的対処方針への意見を規定しているが、この会議令は諮問委員会の後継機関である対処方針分科会に、その所掌を委任した形になっている。

　最後に、対策分科会の後継機関はこの会議令第4条ではなく、附則第2項で「分科会の特例」として同一名称（新型コロナウイルス感染症対策分科会）のまま、「当分の間」設置することが規定されている。所掌については「新型インフルエンザ等対策のうち新型コロナウイルス感染症（中略）に係るものに関する事項を調査審議すること（基本的対処方針分科会の所掌に属するものを除く。）」とされており、コロナ感染症対策における医療から社会経済活動まで幅広く議論することが想定されている。この点も前身の対策分科会の特徴を継承している。

注
13　他の2つの分科会は、医療及び公衆衛生分科会、社会経済活動分科会である。これら2つの分科会も、有識者会議に当初から設置されていた医療・公衆衛生に関する分科会、社会機能に関する分科会の機能を継承する機関である（新型インフルエンザ等対策推進会議令第4条）。

（6）第3期における会議体の開催頻度と特徴

　次に開催頻度について見ると、第3期は第2期に示されていた特徴が
さらに顕在化した期間となった（図7）。まず第3期の全期を通じて、
アドバイザリー・ボードが唯一、毎月2～5回定期的に開催される会議
体となった点である。第2期に引き続き、各地の感染状況やウイルス株
の移り変わりなど基本的なデータと分析結果の共有が行われている。

　これに次いで開催されているのが対処方針分科会であるが、これは
2021年4月5日から9月30日まで、新設されたまん延防止等重点措置と
緊急事態宣言が断続的に出されていること[14]、さらに2022年1月9日～
3月21日までまん延防止等重点措置が再び出されていることと照らし合

図7　第3期における会議体の開催頻度

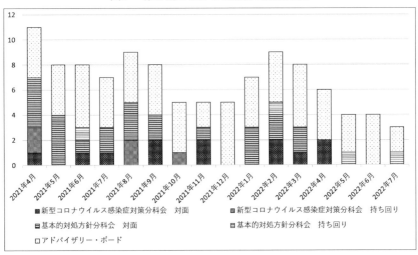

出典：対策分科会及び対処方針分科会の開催頻度は新型インフルエンザ等対策推進会議HP（https://
www.cas.go.jp/jp/seisaku/ful/taisakusuisin.html　2022年7月31日閲覧）をもとに、アドバイザ
リー・ボードについては「新型コロナウイルス感染症対策アドバイザリー・ボードの資料等」
（https://www.mhlw.go.jp/stf/seisakunitsuite/bunya/0000121431_00348.html）をもとに筆者作成。

注
14　この期間中、2021年4月25日～6月20日に第3回目の、そして7月12日～9月30日に4回目の非
　　常事態宣言が出されている。

わせると、対処方針分科会の開催時期と重なっていることが分かる。実際に、この期間中に開催された対処方針分科会では、重点措置や非常事態宣言を出す地域、期間等について主に検討が重ねられていた。

その中で重点措置や緊急事態宣言の期間外に3回ほど対処方針分科会が開催されている。この3回について詳しく見てみると、2021年11月の対処方針分科会では「ワクチン普及、飲食・イベント・外出・移動等の制限緩和」について議論されていたほか、2022年5月の持ち回り会議では「マスク着用が必要ない場合」について[15]、そして2022年7月の持ち回り会議では「感染症対策と社会経済活動の両立に向けた支援」について審議している。第3期になって以降、従来よりも対応の水準緩和を模索する方向での検討が見られるようになった。

アドバイザリー・ボードや対処方針分科会に対して、次第に開催頻度と回数が低下し、開催されない月が出てくるようになるのが、対策分科会である。対策分科会での議題も例えば「新たなレベル分類の考え方に関する提言案について」「ワクチンと検査を活用した新たな行動制限緩和のあり方について」など、制限の緩和に向けた内容に重点が置かれるようになってきている。

このように第3期について見ると、定期的に開催される唯一の会議体としてアドバイザリー・ボードが残ったこと、対処方針分科会でも対策分科会でも制限強化よりも制限緩和に関する議論が多数議題に上るようになったこと、それらの議題の中で基本的対処方針に関する事案については対処方針分科会で、今後の方向性や個別の対策に関する議案は対策分科会で検討しているという特徴を指摘できる。

注
15　例えば「屋内において他者と身体的距離がとれて会話をほとんど行わない場合は、マスク着用は必要ない。」「屋外において、他者と身体的距離が確保できる場合、他者と距離がとれない場合であっても会話をほとんど行わない場合は、マスクの着用は必要なく、特に夏場については、熱中症予防の観点から、マスクを外すことを推奨する」としている（基本的対処方針分科会2022）。

4 災害対応との比較：今後の自治体対応への教訓

（1）自然災害における危機管理との異同

感染症に対する危機管理についても、自然災害に対する危機管理の仕組みを基盤において対処すべきであるとする議論がある。人的資源や組織を有効活用すべきという点については賛同できる点も多いが、短期間で実現可能か否か、冷静に検討する必要があろう。ここまで感染症対応における本部と会議体の動きについて見てきたことを基盤に、主に国レベルでの検討を進めていく。

まず第1に、平時における備えという点において自然災害では総理と閣僚、そして有識者を委員とする中央防災会議が常設されている。局長級の内閣府政策統括官（防災担当）が事務局機能を恒常的に担当し、自然災害とその対応に関する調査研究を行うとともに、それらの知見を防災基本計画の点検・見直しに反映させてきた。感染症対応においてこれに対応するのが対策閣僚会議であると考えられるが、設置根拠が閣議口頭了解という法的根拠が脆弱な上に、常設の事務局も存在していなかった。結果的に対策閣僚会議が感染症対応の精度を高める機会はないまま、2011年以降、休眠状態にあった。

次に発災後の非常時における対応について見れば、自然災害においては災害の規模に応じて特定災害対策本部、非常災害対策本部、緊急災害対策本部と選択肢が用意されており、本部長に就くのが総理なのか、防災担当大臣なのか、副本部長に就くべき大臣や官職は何か、あらかじめ定められている。さらに防災担当大臣は、内閣府設置法に基づき設置が義務付けられている担当大臣である。これに対して感染症対応においては、政府対策本部の設置と総理の本部長就任は法定されているものの、

副本部長についてはあらかじめどの大臣が就くのか法律上は明らかではなかった。新型コロナ担当大臣についても、総理の任意の判断に基づく指示であって法的な根拠や権限、事務局機能が用意されていたわけではない。

　第3に練度と災害の性質である。自然災害は「忘れた頃にやってくる」というが、近年は忘れる暇もないほど、台風や集中豪雨による風水害、大規模な地震災害に悩まされてきた。それもあり、十分な水準ではないかもしれないが、様々な非常時のための組織を整備し、防災計画や業務継続計画を策定し、多くの自治体等において毎年度の訓練が実施されてきている。また、自然災害の特質として、数か月や数年単位で豪雨や地震が継続することはなく、被災地も特定の地方や地域に限定されることが多い。さらに復旧復興には比較的長期間を要するが、災害対応のフェーズと復旧復興のフェーズの境界は比較的明瞭であり、それぞれのフェーズにおいて市町村と都道府県が果たす役割についても整理されている。これに対して、今回のコロナ感染症対策レベルの対応が求められるような感染症の発生頻度は、自然災害と比較する限りにおいて、相対的に低いと言わざるを得ない。2009年の新型インフルエンザへの対策以降、日本では継続的な取り組みがなされてこなかった。その結果、限られた経験と、精度の低い概略的な計画しか手元にないまま国と自治体は対応せざるを得なかった。しかも自然災害よりも格段に長い期間にわたって対応を求められることとなり、現在が対応中のフェーズなのか復旧復興のフェーズなのかも不明瞭なまま、延々と次なる対応を求められ続ける状況に直面することとなった。さらに自然災害ほど自治体には明確な権限が与えられていないため、市町村が主体的に対処できる場面は極めて限られていたと言える。市町村は予防接種等、膨大な人手を要する手続ばかりが国から外注されてくる状況にあり、都道府県も医療の確

保に尽力する以外に、主体的な役割を果たせる場面はほとんどなかったと言ってよいであろう。

　このように見てくると、現時点において自然災害と感染症対策では相当にギャップが存在していることが分かる。現段階においては性急に自然災害と感染症対策の組織や運営を統合するよりも、まず感染症対策を改善していくための常設の機関の設置と連度の向上を図るとともに、国や自治体がどのような対応をとることができるのか、医療機関とのさらなる協力強化も視野に入れて検討を進める段階にある。感染症対策の内実を向上させていく中で、自然災害対応とのシナジーを模索していくことが現実的な対応であると考えられる。

（2）今後の感染症対応に対する自治体にとっての含意

　本章では、ここまでコロナ感染症に対する主に国レベルの対応を見てきたが、これらの分析が今後の自治体レベルでの感染症対応にもたらす教訓はなんであろうか。まず念頭に置かなければならないのは、政府対策本部の活動量が活動初期にあたる第1期において格段に多かったということである。ただし、その活動量の多さは、新型ウイルスの性質を測りかね、どのような対応が最善か見えていなかったことによる部分が大きい。例えば2020年2月27日から実施された全国一斉の臨時休校、同年4月1日に発表された布マスクの無償配布など、第1期に「政治判断」で実施された施策には、専門家からも疑問が呈されている。これは国だけでなく、都道府県においても同様である。新たなウイルスや疾患の特性が判明するまでの期間が最も混乱する。その点を念頭に置いて冷静に政府判断を見ていく必要がある。

　また、コロナ感染症対策が2年以上にわたってとられてきているように、次なる感染症対応も長期化する可能性がある。その際には、再び検

査体制や医療機関の在り方が問題視されるようになるとともに、今後、市町村にも役割が拡大してくる可能性がある。あるいは今般のコロナ感染症対策と同様に、ワクチン開発が進められれば、全国一斉に自治体がワクチン接種を担うことになる。その時、日常業務を運営しつつ、いかに感染症対応業務に人員をまわすことができるか、感染症を念頭に置いた業務継続計画が求められる。

　新型感染症対応の難しいところは、過去の事例に学んで対策を練ったとしても、新型感染症の性質次第によって、前例が全く活用できない可能性をはらんでいる点である。とはいえ、潜伏期間や感染経路の在り方などについていくつかパターン分けして、事前にどのような対応が望ましいか検証する作業は可能なはずである。こうした検証作業は各自治体で個々に実施するよりも、国が多数の有識者から助言を得ながら進めるのが望ましいように思われる。2022年6月15日、岸田総理は内閣官房に感染症危機管理庁を厚生労働省のもとに日本版CDC（Centers for Disease Control）を設置することを表明した[16]。これらの機関が常設の機関として、感染症を研究し、その成果を具体的な計画や対策に高めた上で自治体に還元するのであれば、日本の感染症対応能力を向上させる役割を果たせるかもしれない。

注
16　首相官邸HPにおける「岸田内閣総理大臣記者会見」によれば、「内閣官房に新たに内閣感染症危機管理庁を設置し、企画立案・総合調整の機能を強化、そして、一体化いたします。厚労省における平時からの感染症対応能力も強化いたします。各局にまたがる感染症対応・危機管理課室を統合して、感染症対策部を新設いたします。あわせて、生活衛生関係の組織を見直し、医療行政への重点化を図ります。
　　さらに、科学的知見の基盤となる専門家組織も一元化します。国立感染症研究所と国際医療研究センターを統合し、厚労省の下にいわゆる『日本版CDC』を創設します。平時から、感染症対策部と『日本版CDC』、そして、関係自治体が一体的な連携関係を築きます。」としている（首相官邸HP　https://www.kantei.go.jp/jp/101_kishida/statement/2022/0615kaiken.html　2022年7月31日閲覧）。

参考・引用文献

・金井利之（2021）『コロナ対策禍の国と自治体──災害行政の迷走と閉塞』ちくま新書。
・基本的対処方針等諮問委員会（2020）「新型インフルエンザ等対策有識者会議基本的対処方針等諮問委員会　構成員名簿」。
・基本的対処方針分科会（2021）「第1回　新型インフルエンザ等対策推進会議基本的対処方針分科会　委員名簿」。
・基本的対処方針分科会（2022）「第27回資料1　新型コロナウイルス感染症対策の基本的対処方針」。
・アドバイザリー・ボード（2020）「第3回資料1　アドバイザリー・ボード運営要領（案）」。
・社会保障審議会（2021）「第29回資料2　全世代型社会保障改革について」。
・社会保障審議会医療保険部会（2019）「第123回参考資料1－1「全世代型社会保障検討会議」について」。
・新型コロナウイルス感染症対策専門家会議（2020）「第1回参考資料1　新型コロナウイルス感染症対策専門家会議の開催について」。
・新型コロナウイルス感染症対策分科会（2020）「第1回資料1　新型コロナウイルス感染症対策分科会の設置について」。
・新型コロナウイルス感染症対策分科会（2021）「第1回参考資料2　新型コロナウイルス感染症対策分科会　委員・臨時委員名簿」。
・内閣官房新型インフルエンザ等対策室（2011）「第1回新型インフルエンザ等対策閣僚会議議事要旨」。
・内閣官房新型インフルエンザ等対策室（2012）「第2回新型インフルエンザ等対策閣僚会議議事要旨」。
・内閣官房新型コロナウイルス等感染症対策推進室（2020a）「第3回新型インフルエンザ等対策閣僚会議議事要旨」。
・内閣官房新型コロナウイルス等感染症対策推進室（2020b）「第4回新型インフルエンザ等対策閣僚会議議事要旨」。
・内閣官房新型コロナウイルス等感染症対策推進室（2021）「第5回新型インフルエンザ等対策閣僚会議議事要旨」。
・中邨章（2020）『自治体の危機管理─公助から自助への導き方─』ぎょうせい。

第3章

コロナ感染症対策の政策手段

❖ 本章の目的

　公共政策の代表的な手段としては、直接規制、啓発、経済的インセンティブ、そして直接供給の4つがある。本章の目的は、政策手段の4類型を踏まえて、国と自治体が実施した新型コロナウイルス感染症防止対策（特に規制政策）を検討し、その特徴と課題を明らかにすることにある。

　具体的には、新型インフルエンザ等対策特別措置法をはじめとする関係法令に基づく各種措置（緊急事態宣言の発出、事業者に対する休業・時短要請と協力金支給、違反事業者への命令と過料賦課、事業者名公表措置など）について、それぞれの政策手段としての有効性や限界を検討したい。

　結論として、日本におけるコロナ感染症対策における政策手段の特徴は、通説である「弱い権限行使、少ない財政支出」として必ずしも特徴付けられないことを主張する。

1　コロナ感染症対策の政策手段

（1）コロナ感染症対策の日本モデルとは何か

　公共政策とは「公共的問題を解決するための、解決の方向性と具体的手段」である（秋吉・伊藤・北山 2020：27）。それでは、国と自治体は、新型コロナウイルス感染症防止対策（以下「コロナ感染症対策」とする）として、いかなる「具体的手段」を選択したのだろうか。また、それら

の具体的手段の特徴や課題はどのようなものなのだろうか。

　安倍晋三総理大臣（当時）は2020年5月25日、（第1回目の）緊急事態宣言を解除した際の記者会見において、「わが国では、緊急事態を宣言しても罰則を伴う強制的な外出規制などを実施することはできない。日本ならではのやり方で、わずか1か月半で今回の流行をほぼ収束させることができた。まさに『日本モデル』の力を示したと思う」と発言した[1]。当時の日本における感染者数や死者数は主要先進国の中で非常に低く抑えられていたことを踏まえた発言であるが、安倍元総理の言う「日本モデル」とは具体的に何を意味しているのだろうか。

　『新型コロナ対応・民間臨時調査会　調査・検証報告書』によれば、日本モデルとは「法的な強制力を伴う行動制限措置を採らず、クラスター対策による個別症例追跡と罰則を伴わない自粛要請と休業要請を中心とした行動変容策の組み合わせにより、感染拡大の抑止と経済ダメージ限定の両立を目指した日本政府のアプローチ」である（アジア・パシフィック・イニシアティブ 2020：26）。

　この日本モデル論は、2020年のコロナ感染症対策を踏まえて定義されたものである。2021年のデルタ株の流行やワクチン接種の進展、2022年のオミクロン株の流行やコロナ禍の長期化を踏まえたとき、日本モデル論で示された特徴は、どのように修正・変更し得るだろうか。

　この問いに答えるため、本章では、国および自治体がコロナ感染症対策のために用いてきた政策手段を類型化し、それぞれの特徴と課題を整理する。ただし、多岐にわたるコロナ感染症対策を網羅的に検討することは筆者の手に余る作業である。そこで、本章では、感染拡大防止のため、国と自治体がいかなる政策手段を用いて事業者や市民に行動制限を課しているか、という規制政策を中心に検討したい。具体的には、新型

注────────────────────────────
1　共同通信2020年5月25日配信記事。

インフルエンザ等対策特別措置法に基づく各種措置（緊急事態宣言の発出、事業者に対する要請と協力金支給、違反事業者への命令と過料賦課、事業者名公表措置など）が主たる分析対象となる。

　コロナ感染症対策においては、PCR検査の実施、病床の確保、ワクチン接種など医療・公衆衛生サービスの在り方も重要な論点ではあるが、本章では原則として扱わない[2]。

（2）特措法・感染症法・検疫法の規制

　コロナ感染症対策に関連する主要法令として、①新型インフルエンザ等対策特別措置法（以下「特措法」とする）、②「感染症の予防及び感染症の患者に対する医療に関する法律」（以下「感染症法」とする）および③検疫法の3つがある。各法律の目的と規制権限を概観しておこう。

　第1に、特措法は、新型インフルエンザのほか、全国的かつ急速なまん延の恐れのある新感染症に対する対策の強化を図り、国民の生命や健康を保護し、国民生活ならびに国民経済に及ぼす影響が最小となることを目的とする法律である（同法1条）[3]。2021年2月の法改正では、新型コロナウイルス感染症の発生状況を踏まえ、より実効的な感染症対策を講ずるため、まん延防止等重点措置や罰則が導入された（表1「特措法と感染症法の改正内容」参照）。

　特措法では、新型インフルエンザ等の全国的かつ急速なまん延を防止するため、まん延防止等重点措置として時短要請や命令が規定されている（31条の6）。また、緊急事態措置として、施設の使用制限要請およ

注────────
2　黒木登志夫は日本のコロナ感染症対策のワースト・プラクティス7として、①Go Toキャンペーン、②医療逼迫、③PCR検査、④ワクチンの遅れ、⑤リスクコミュニケーション、⑥専門家の「未必の故意」、⑦政府と官僚の縦割り行政と無謬性神話を列挙している（黒木2022：243〜247）。日本のコロナ感染症対策で重要な問題の多くは、本章で扱う規制措置よりも、むしろ医療提供体制、PCR検査、ワクチン接種などにあるかもしれない。
3　大曽根（2020）は、特措法制定の経緯、特措法の概要、特措法の対象に新型コロナウイルスを時限的に加えるための改正などについて述べている。

び命令が定められている（45条 2 項、3 項）。

　第 2 に、感染症法は、感染症の予防と感染症の患者に対する医療に関し必要な措置を定めた法律である。具体的には、この法律は感染症の発生を予防することや、まん延の防止を図り、公衆衛生の向上と増進を図ることを目的としている（同法 1 条）。同法は、2006年には重症性呼吸器症候群（SARS）、2006年と2013年には鳥インフルエンザ、2014年には中東呼吸器症候群（MERS）、そして2021年に新型コロナウイルス感染症にそれぞれ適用されてきた。

　感染症法に規定された感染者への行動制限措置としては、就業制限（18条）、入院（19条、20条）、移送（21条）がある。違反時の罰則としては、行政罰としての過料が2021年の法改正により設けられた（表 1 「特措法と感染症法の改正内容」参照）。また、強制力はないが、自宅療養の協力要請（44条の 3 ）も規定されている。

　なお、感染症法 6 条は、感染症を 1 類感染症から 5 類感染症までか、新型インフルエンザ等感染症のいずれかに分類している。新型コロナウイルス感染症は、鳥インフルエンザやMERSと同じ 2 類相当とされた。そのため、入院勧告や就業制限の適用が可能となった。

　第 3 に、検疫法は、国内に常在しない感染症の病原体が船舶や航空機を介して国内に侵入することを防止すること、船舶または航空機に関してその他の感染症の予防に必要な措置を講ずることを目的とする法律である（同法 1 条）。

　検疫法に基づく規制措置は次のとおりである。日本に到着する航空機や日本の港に入港する船舶に乗って来た者については、検疫法に基づく隔離（14条 1 項、15条）、停留（14条 2 項、16条）が必要となる場合があるほか、検疫所長が指定する場所（自宅等）において一定期間の待機を要請している。違反時には、刑事罰の罰金か懲役が科される。その意味

では、罰則は行政罰にとどまっている感染症法よりも検疫法の人権制限の方が強いと言える。

感染症法と検疫法を対比させて言えば、感染症法が、「国内防疫」を所管し、自治体衛生部局や保健所を主体として、「国内常在感染症および輸入感染症」に対応するための法律であるのに対し、検疫法は、「水際防疫」を任務とし、厚生労働省の出先機関である検疫所を主体として、「常在しない輸入感染症」に対応するための法律になっている[4]。

表1　特措法と感染症法の改正内容（2021年2月）

	事項	改正前	改正後（2021年2月〜）
特措法	緊急事態宣言に先立つ措置	規定なし	緊急事態宣言の前段階で「まん延等防止措置」を新設
	時短営業など	要請・指示に応じない飲食店名等を公表。罰則規定なし	指示を命令化。応じない場合、緊急事態下で30万円以下、重点措置下で20万円以下の過料
	事業者支援	規定なし	経済支援の義務規定を明記
感染症法	軽症者等の宿泊・自宅療養	規定なし	入院を拒否したり入院先から逃亡した場合は50万円以下の過料
	積極的疫学調査	質問や調査に協力する努力義務を規定	患者が調査拒否や虚偽回答をした場合、30万円以下の過料
	新型コロナ患者の病床確保	医療関係者への協力要請を規定	厚生労働大臣や知事が勧告可能に。正当な理由なく従わない場合は公表

出典：筆者作成

（3）分析枠組

本章では、コロナ感染症対策の政策手段を具体的に検討するため、直接規制、啓発、経済的インセンティブおよび直接供給という4類型に整理する（4類型については秋吉・伊藤・北山 2020：85）。

第1に、直接規制である。これは国家の強制力を背景に規制に反したものに対して、何らかの制裁（罰金、科料、過料、逮捕、起訴、投獄など）

注
4　守屋章成「感染症危機管理と法：検疫法」（2022年3月14日　令和3年度感染症危機管理研修会資料）：https://www.niid.go.jp/niid/images/cepr/kenshu/220314_R3kikikanrikenshu_text2.pdf

を加えるものである。例えば、特措法の規定では、都道府県知事は施設の使用の制限・停止命令を発出することができる。違反者には過料を科すことができる。

　第2に、啓発である。これは政府が単に事実等を提示することによって、人びとの行動を変えようと説得するものである。例えば、国が緊急事態宣言やまん延防止等重点措置を発出し、都道府県が各種法的措置をとることを前提としているが、感染の拡大や病床の逼迫という事実を提示し、3密回避や人流抑制を人びとに意識付ける機能を持つ仕組みである。また、啓発の別の形は休業要請や休業命令に違反した事業者名を公表することである。政府が制裁の意図を持っていなかったとしても、事実上の社会的制裁（当該事業者への苦情・非難の殺到）として機能することがある。

　第3に、経済的インセンティブである。これは公益へと導くような行為に対しては報酬を与え、公益の観点から望ましくない行為に対しては制裁を与えるものである。例えば、営業時間短縮要請に応じた事業者に協力金を支給する場合などがある。

　第4に、直接供給である。これは、政府が強制的に徴収した税金を用いて、基本的には公務員を使って、財やサービスを人びとに直接に供給するものである。政府が民間企業と契約して直接に供給する場合もある。例えば、PCR検査、ワクチン、病院の病床などの医療・公衆衛生サービスは、民間でもある程度は提供できるサービスであるが、日本の場合には政府が中心となって確保・供給されている。

2 直接規制としてのコロナ感染症対策

（1）特措法による直接規制の制度と運用

　感染を防止するための協力要請等を定めた特措法45条のうち、直接規制と関連する規定は2項と3項である。下記に引用したとおり、都道府県知事は、施設の使用（催物の開催）の制限・停止の要請ができる（45条2項）。さらに、相手方が要請に応じず、知事が必要性を認めるときは、命令をすることが可能になっている（45条3項）。この命令は行政法学上の行政処分（不利益処分）に相当する。

> ---（感染を防止するための協力要請等）---
>
> **第45条**（抄）
>
> 2　特定都道府県知事は、新型インフルエンザ等緊急事態において、新型インフルエンザ等のまん延を防止し、国民の生命及び健康を保護し、並びに国民生活及び国民経済の混乱を回避するため必要があると認めるときは、新型インフルエンザ等の潜伏期間及び治癒までの期間並びに発生の状況を考慮して当該特定都道府県知事が定める期間において、<u>学校、社会福祉施設</u>（通所又は短期間の入所により利用されるものに限る。）、興行場（興行場法（昭和23年法律第137号）第1条第1項に規定する興行場をいう。）<u>その他の政令で定める多数の者が利用する施設を管理する者又は当該施設を使用して催物を開催する者</u>（次項及び第72条第2項において「施設管理者等」という。）<u>に対し、当該施設の使用の制限若しくは停止又は催物の開催の制限若しくは停止その他政令で定める措置を講ずるよう要請することができる。</u>

> 3 施設管理者等が<u>正当な理由がないのに前項の規定による要請に</u>
> <u>応じないときは、</u>特定都道府県知事は、新型インフルエンザ等の
> まん延を防止し、国民の生命及び健康を保護し、並びに国民生活
> 及び国民経済の混乱を回避するため特に必要があると認めるとき
> に限り、当該施設管理者等に対し、<u>当該要請に係る措置を講ずべ</u>
> <u>きことを命ずることができる。</u>

　なお、施設使用の制限（営業時間短縮等）の運用状況は、表2「特措法に基づく措置の実施状況」のとおりである。

表2　特措法に基づく措置の実施状況

緊急事態宣言	第1回	第2回	第3回および第4回
期間	2020年4月7日〜5月25日	2021年1月8日〜3月21日	2021年4月25日〜9月30日
外出の自粛等の協力要請（45条1項）	全都道府県	全都道府県	全都道府県
施設の使用制限等の要請（45条2項）	21都道府県	5都県	全都道府県
施設の使用制限等の命令（45条3項）	5都道府県	1都	17都府県
施設の使用制限等の命令（45条4項）	要請の公表が21都道府県、命令の公表が5県	なし	17都府県

出典：「新型コロナウイルス感染症緊急事態宣言の実施状況に関する報告（令和2年6月）」および「同報告（令和3年10月）」に基づき、筆者作成。なお、沖縄県では5月23日から9月30日まで緊急事態宣言が継続していたことから、国の作成した報告では、第3回と第4回が区別されていない。

（2）時短営業命令発出の事例

　東京都が時短営業要請に応じなかった飲食店に命令を発出した事例を検討しよう。東京都は2021年3月18日、緊急事態宣言下で午後8時までの営業時間短縮を拒否していた飲食店32店舗に対し、特措法45条に基づく時短営業の命令を出した。法改正で新設された命令が出されたのは全

国初であった[5]。なお、特措法上、命令の対象期間は緊急事態宣言の発令中に限られることから、命令は宣言の期限である３月21日までで終了する。したがって命令が効力を持つのは３月18日から21日までの４日間であった。

これに対し、営業時間短縮命令を受けた飲食店チェーンは３月22日、都の要請に応じない正当な理由があったこと、命令の発出は特に必要があったと認められないことなどの理由に、命令は違法であり、命令に従って営業時間を短縮したために営業損害を被ったと主張して、損害賠償請求を提起した。

東京地裁は2022年５月16日、都の命令は違法と判示した。違法とした根拠は３つある。第１に、特措法は命令を発出する場合を、事業者が要請に応じないことに加え、国民の生命と健康を保護し、国民生活と経済の混乱回避のため、「特に必要があると認めるとき」に限定している。過料という不利益処分を科してもやむを得ないと言える程度の個別の事情があることを要する。

第２に、原告である飲食店は店舗の換気や消毒などの対策を実施していた。命令を発出した時期には都内の飲食店のうち2,000あまりの店舗は時短要請に応じておらず、夜間営業を継続していた。原告の感染対策の実情など個別の事情の有無を確認することなく、夜間営業の継続が直ちに感染リスクを高めていたと認める根拠は見出し難い。

第３に、命令発出時点で、緊急事態宣言は３日後に解除され、命令の効力は当日を含めて４日間しかないことが確定していた。統計学に基づく分析によれば、４日間の営業時間短縮によって抑止し得た新規感染はわずかだった。

注
5　共同通信2021年３月18日配信記事。

　東京地裁判決は、都の命令の違法性を認定したものの、知事の判断に過失があったとまでは言えないとし、損害賠償請求は認めなかった。その理由としては、都が行った学識経験者からの意見聴取の結果はこぞって命令の必要性を認めるものであったこと、命令発出要件に該当するかどうかを判断するための先例が当時なかったことが挙げられている[6]。

　なお、東京都は2021年3月29日、特措法に基づく時短営業の命令に違反したとして、都内の飲食店4店舗に行政罰の過料を科すよう、裁判所に通知した[7]。同年7月6日、飲食店4店舗に対して、裁判所がそれぞれに過料25万円を決定したと東京都が発表した。都は決定が確認できたのは全国初としている。都によれば、裁判所の決定理由には「態様や程度、命令違反による影響などの事情を総合的に判断」との記載があったという[8]。

（3）特措法による直接規制の課題

　特措法による直接規制に関して専門家の見解を確認しよう。大林啓吾は、前記の東京地裁判決について次のようにコメントしている。「判決は時短命令の必要性を厳密に判断しており、新型コロナ特措法がそもそも権利制限を『必要最小限』と定めていることもあり、より厳しくチェックしたと言える。違憲とはしなかったものの、命令の必要性を検討する中で平等原則を踏まえて『公正性』に言及した点も重要な判断だ。東京都の判断にややずさんなところがあったからこそ踏み込んだ判決とも言えるが、命令の発出には慎重な検討が必要というメッセージを送った。今回は初めての命令だったこともあり都知事の過失責任は否定

注
6　東京都の事例については、共同通信2022年5月16日配信記事、東京新聞2022年5月17日、共同通信2022年6月15日配信記事を参照。
7　共同通信2021年3月29日配信記事。
8　共同通信2021年7月6日配信記事。

されたが、今後は国家賠償法上も違法とされる可能性がある」[9]。

　また、阿部泰隆は、そもそも特措法45条2項と3項自体が「奇妙な法システムである」と指摘する。「第2項の要請は行政指導であるのに、これに応じないことに正当な理由がなければ、命令を出せるというものであるが、行政指導に従うかどうかは任意であるから、それに応じないことに正当な理由がないということはあり得ない」とし、行政手続法32条2項の「行政指導に携わる者は、その相手方が行政指導に従わなかったことを理由として、不利益な取扱いをしてはならない」に違反する制度であると批判する（阿部 2022：97）。

　さらに阿部は、特措法45条3項の「正当な理由」という法的要件に注目する。この「正当な理由」については、2021年2月12日付内閣官房新型コロナウイルス感染症対策推進室長「事務連絡」が[10]、経営状況を理由に要請に応じないことや、感染防止対策を講じていることは「正当な理由」にならないとしていることを「驚くべき解釈である」と批判している。なぜならば、「そもそも感染防止対策をとったかどうかを論ずることなく、経営がいかに苦境に陥っても、営業する『正当な理由がない』（つまり、営業は違法である）ということになる」からである（阿部 2022：98）。阿部は、酒の提供をする飲食店であっても、大人数・長時間に及ぶ飲酒を避け、なるべくマスクを着用することの遵守を飲食店に求めれば済むのであって、少人数での2時間程度の軽い飲酒を伴う飲食まで一律に午後8時以降の営業を禁止することは「正当な理由」がないと指摘している（阿部 2022：99）。

注
9　東京新聞2022年5月17日。
10　内閣官房新型コロナウイルス感染症対策推進室長による各都道府県知事宛の事務連絡『「新型インフルエンザ等対策特別措置法等の一部を改正する法律」及び「新型インフルエンザ等対策特別措置法等の一部を改正する法律の施行に伴う関係政令の整備に関する政令」の公布について（新型インフルエンザ等対策特別措置法関係）』（令和3年2月12日）：https://corona.go.jp/news/pdf/sekoutuuchi_20210212.pdf

特措法による直接規制の課題を整理したい。

第1に、時短命令の必要性・合理性を立証するため、都道府県は個別の施設の事情を綿密に調査しなければならないことである。言い換えれば、特措法の直接規制は相当のマンパワーと時間を要する政策手段なのである。それにもかかわらず、公然と要請に従わない者を放置することはできないと考えて、都道府県が命令を発出し、過料を科すならば、それは一部の（特に悪質であると行政がみなした）違反者に対する一罰百戒的な制裁とならざるを得ない。それでは公平原則に反することになり、行政裁量の恣意的な濫用という司法判断を受ける恐れがある。

第2に、上記のような問題を踏まえた上で重要なことは、全ての施設に一律に休業や時短営業を要請するのではなく、感染リスクの高い施設に限定して行うことである。2020年から今日までに行政が蓄積した科学的・経験的知見を踏まえ、一律に規制を課すのではなく、施設・業態ごとの感染リスクを判定し、リスクの高い施設の調査にマンパワーを集中する必要があるように思う。

施設の選定にあたっては、「一定規模以上の施設」とか「不特定多数の者が利用する施設」といった形式的な基準のみならず、感染リスクの高低という科学的基準を重視する必要がある。しかし、特措法の検討プロセスでは、形式的基準に注意が払われてきたようである。例えば、内閣官房の「新型インフルエンザ等対策有識者会議」の配付資料では2012年9月11日、特措法45条2〜4項に定める「施設の使用制限・停止、催物の開催制限・停止の要請を行う可能性のある施設を政令で規定。その対象範囲をどうするか」という問いが立てられている[11]。そして、「多数の者が利用する施設として、他法に規定されている例」として、健康

注
11 新型インフルエンザ等対策有識者会議（第2回）配布資料2「感染防止の協力要請について」（2012年9月11日）：https://www.cas.go.jp/jp/seisaku/ful/yusikisyakaigi/dai2/siryou2.pdf

増進関連法、建築物の耐震改修の促進に関する法律関連、バリアフリー法関連の３つの法分野ごとに、文教施設、商業施設、住宅・宿泊施設、交通機関などが一覧になっている。これは「多数の者が利用する施設」の概念を既存の法令から抽出しているだけであって、実際の感染リスクの観点から優先順位付けをしているわけではないから、休業や時短営業を要請・命令するための選定方法としては不十分である。

第３に、事業者が時短要請・命令に応じた際の金銭給付が不十分であれば、過料を科しても、事業者の機会主義的行動（違反が露見するリスクと営業を継続する利益を天秤にかけた行動）を抑止することは困難であるということである。その上、過料は刑罰ではないため、逮捕されることもなく、前科にもならない。

例えば、広島県は2021年６月15日、緊急事態宣言期間中（同年５月16日〜６月20日）、県内全域の飲食店計１万9,324店のうち13店が休業や営業時間短縮の要請に応じていないとし、特措法による命令を発出した[12]。県は５月16日に要請を出した後、飲食店への見回りを重ねて、要請を受け入れていない店舗には２度にわたって店頭で指導した。それでも応じない店舗に対し、６月15日を期限に、応じない理由を説明する弁明書の提出を求めた上で、命令を出すことを決定したという。これに対して、飲食店側は、「命令が出ても、従業員の生活を守るため従うつもりはない」と言い切り、通常どおりに営業し、酒も提供している。命令を拒めば30万円以下の過料を科される可能性があるが「覚悟の上です」と強調したとのことである[13]。

注
12 広島県の事例については、中国新聞2021年６月16日を参照。
13 前掲注12。

3　啓発

　啓発とは、政府が市民に対し、一定の事実を提示することによって、市民の行動変容を誘導する政策手段である。一例として、特措法に基づく緊急事態宣言やまん延防止等重点措置の発出、45条の要請や命令を発出した際の公表、各種データの公表（感染者数・重症者数・死者数、病床使用率・重症病床使用率、繁華街・主要駅周辺の人出の変化等）などがある。なお、市民の行動変容（政策アウトカム）への影響力という点では、国や自治体による啓発もさることながら、後述するように、マスメディアによる報道も大きなインパクトをもつ可能性がある（原田 2021：137）。

（1）緊急事態宣言・まん延防止等重点措置・BA.5対策強化宣言

　緊急事態宣言は、特措法32条1項に基づく措置である。全国的かつ急速なまん延により、国民生活や経済に甚大な影響を及ぼす恐れがある場合などに、総理大臣が宣言を行い、緊急的な措置をとる期間や区域を指定するものである。対象地域の都道府県知事は、住民に対し、生活の維持に必要な場合を除いて、外出の自粛をはじめ、感染の防止に必要な協力を要請する。

　緊急事態宣言は、知事が法的権限を行使するための前提となる措置であるが、同時に、対象区域において爆発的感染拡大が発生していることや医療提供体制が深刻な状態にあることを、市民に知らしめる意義もある。

　また、まん延防止措置等重点措置（以下「重点措置」とする）が、2021年2月の特措法改正により新設された。重点措置は、緊急事態宣言が全国的かつ急速なまん延を抑えるためのものであるのに対し、特定地域からのまん延を抑えることを目的にしている。

さらに、国は2022年7月29日、オミクロン株のBA.5系統を中心とする感染が急拡大していることなどを踏まえ、「BA.5対策強化宣言」の仕組みを創設した。これら3つの措置の相違点は、表3に整理したとおりである。

表3　3つの感染拡大防止策の違い

	緊急事態宣言	まん延防止等重点措置	BA.5対策強化宣言
根拠	特措法32～61条	特措法31条の4～6	特措法24条9項
発令主体	総理大臣	総理大臣	都道府県知事
対象地域	都道府県単位	知事が指定する市区町村や地域	都道府県単位
主な対策	飲食店等への営業時間短縮や休業の要請・命令	飲食店等への営業時間短縮の要請・命令（休業要請・命令はできない）	高齢者らに感染リスクが高い場所への外出自粛を要請、飲食店に十分な換気を要請など
罰則	命令違反は30万円以下の過料	命令違反は20万円以下の過料	なし

出典：東京新聞2022年7月29日、朝日新聞2022年7月29日に基づき、筆者作成。

　国は、2020年4月、2021年1月、4月、7月と4回にわたり緊急事態宣言を発令した。また、重点措置は2021年4月と2022年1月に発出された。宣言も重点措置もそれ自体が法的強制力を持つ措置ではないが、3密を避けたり、外出を自粛したりすることを市民に促した結果、一定の行動変容につながったと考えられる。

　例えば、国立感染症研究所は、2021年4月以降に実施された重点措置と緊急事態宣言が新型コロナウイルスの流行動態に及ぼした効果につい

注
14　国立感染症研究所厚生労働省新型コロナウイルス感染症対策アドバイザリーボード・データ解析チーム「まん延防止等重点措置と緊急事態宣言が新型コロナウイルス感染症の流行動態に及ぼした効果に関する定量的評価（暫定版）」（2021年6月14日）：https://www.niid.go.jp/niid/images/epi/corona/covid19-47.pdf

て定量的評価を行った調査結果を公表している[14]。それによれば、新規症例数を流行動態のアウトカムとして分析した場合、大阪府では重点措置と緊急事態宣言のどちらについても、新規症例数の推移のトレンドに減少変化が見られたが、東京都では緊急事態宣言のみで統計学的に有意な新規症例数の推移の減少変化が認められた。また、実効再生産数を流行動態のアウトカムとして分析した場合には、「重点措置が実施された16都道府県のうち、措置開始後に実効再生産数が1を下回ったのは6県であり、平均的な実効再生産数の相対的減少は2〜19％程度と推定された。他方、分析対象とした緊急事態宣言期間中に沖縄県を除く全ての都道府県（9都道府県）で実効再生産数が1を下回った」[15]。

表4 第1回〜第4回緊急事態宣言の比較

	第1回	第2回	第3回	第4回
期間	2020年4月7日〜5月25日	2021年1月8日〜3月21日	2021年4月25日〜6月20日	2021年7月12日〜9月30日
延長回数	1回延長	2回延長	2回延長	4回延長
日数	49日間	73日間	67日間	52日間
地域	東京都等7都府県（4月16日から全国に拡大）	首都圏4都県（1月14日から7府県追加）	東京、大阪、京都、兵庫の4都府県（5月12日から愛知、福岡、16日から北海道、岡山、広島、23日から沖縄を追加）	東京（8月2日から大阪、埼玉、千葉、神奈川を追加）、沖縄は5月23日から連続して宣言。8月25日から8道県を追加
飲食店	午後8時まで	午後8時まで	酒かカラオケの提供店は休業（その他は午後8時まで）	酒かカラオケの提供店は休業（その他は午後8時まで）
商業施設	休業（生活必需品を除く）	午後8時まで	休業（生活必需品を除く）	休業（生活必需品を除く）。午後8時まで
イベント	中止か延期	上限5,000人かつ収容率50％以内	原則無観客	上限5,000人かつ収容率50％以内。午後8時まで
学校	休校要請	休校せず	休校せず	休校せず
鉄道	減便要請せず	減便要請せず	平日の終電を繰り上げ、土日・祝日の減便を要請	平日の終電を繰り上げ、土日・祝日の減便を要請

出典：読売新聞2021年4月24日、東京新聞2021年7月30日、「新型コロナウイルス感染症緊急事態宣言の実施状況に関する報告（令和3年10月）」に基づき、筆者作成。

注───────────────
15 前掲注14（P2）。

　また、原田泰は、Google Mobilityの人流データを用いて、日本、フランス、ドイツ、イギリスにおける2020年2月から2021年9月までの乗換駅における人出を比較し、各国の緊急事態宣言が人流抑制にどの程度の効果があったかを検討した。その結果、「日本は要請ベースの緊急事態宣言で、強制力をもつフランスやドイツと同程度の人流抑制効果があった」とし、「日本に強制力のある緊急事態宣言がないことが、感染抑制の決定的な弱さになっているとは言えないのではないか」と指摘している（原田 2021：140〜142）。原田の指摘は、日本にもロックダウン（都市封鎖）のような手法の導入を求める意見に対する、一定の反論根拠となる[16]。

　他方において、原田は、実際に緊急事態宣言が発令される前から人流が減少していることを指摘する。原田によれば、「宣言の前に人流が減少するのは、緊急事態宣言の効果がないというのではなく、その前の感染者の増加が報道されマスコミのコロナ煽り報道によって自粛がなされるというメカニズムを表している」（原田 2021：137）。2020年4月に発令された第1回目の宣言時には、タレントの志村けんがコロナ感染で死亡したことや、北海道大学（現京都大学）の西浦博教授が「人と人との接触機会を最低7割、極力8割削減すること」を訴えたことなどが影響している可能性がある。2021年7月に発令された第4回宣言時には、「医療崩壊」「病床逼迫」「緊急搬送困難」などのキーワードが繰り返しマスメディアで報じられた。原田は「医療体制拡充の失敗が国民に恐怖を与え、恐怖が国民の行動自粛を促し、感染症対策の限定的成功をもた

注───────────────
16　黒岩祐治・神奈川県知事は2021年11月26日、政府が主催した全国知事会議において、感染急拡大に備え、ロックダウン（都市封鎖）のような手法の導入と事業者への補償をセットで検討するよう要請した。これに対し、山際大志郎・経済再生担当相は「感染症危機管理の抜本的強化は極めて重要な課題だ」と述べたが、具体的な手法には触れなかったという。共同通信2021年11月26日配信記事。

らしたのではないか」と推測している（原田 2021：138）。

　緊急事態宣言および重点措置の課題として次のことを指摘できる。

　第1に、緊急事態宣言や重点措置を発令・解除するタイミングの難しさである。発令・解除が早すぎても遅すぎてもいけないというディレンマがある。特措法施行令6条は宣言の要件を次のように規定する。「法第32条第1項の新型インフルエンザ等緊急事態についての政令で定める要件は、都道府県における感染症患者等の発生の状況、感染症患者等のうち新型インフルエンザ等に感染し、又は感染したおそれがある経路が特定できない者の発生の状況その他の新型インフルエンザ等の発生の状況を踏まえ、一の都道府県の区域を越えて新型インフルエンザ等の感染が拡大し、又はまん延していると認められる場合であって、<u>当該感染の拡大又はまん延により医療の提供に支障が生じている都道府県があると認められるときに該当すること</u>とする」。

　阿部泰隆は、第3回緊急事態宣言発出時の大阪府、第4回宣言発出時の東京都では確かに医療提供体制が逼迫していたが、それ以外の県では深刻な事態には至っておらず、もっと厳格に判断すべきであって、広く投網を掛け過ぎであると批判している（阿部 2022：93）。原田泰は、逆に、2021年1月の第2回宣言は発令が遅かったため感染拡大を招いた上、感染者が増加し始めていた同年4月に解除したのは解除が早過ぎたと指摘した。第3回宣言の解除は2021年6月20日であったが、「オリンピック前に緊急事態宣言を解除しておきたかったのかもしれないが、7月11日は再び（引用者注：緊急事態宣言の）発出を余儀なくされたのだから、無理に解除する必要はなかった」と批判する（原田 2021：139）。

　第2に、緊急事態宣言が繰り返されることによって、市民や事業者に「慣れ」が生じ、行動変容を促すための説得力が希薄化することである。例えば、デルタ株による感染急拡大を受け、北海道、宮城、愛知など8

道県に2021年8月27日、第4回緊急事態宣言が発令された。報道によれば、札幌市の繁華街ススキノで友人と待ち合わせる20代女性は「『緊急事態』も言葉だけ。みんな気にしていない」と言う。また、あるジンギスカン店の経営者は酒類を提供せず時短営業するが、周辺には通常営業の店も少なくなく、「行政のルールを守るのがばからしくなる」とコメントしている[17]。「慣れ」によって効果が減退するという点においては、強制力を伴わない措置であることの限界が露呈している。

（2）特措法による公表制度

特措法では、施設の使用制限・停止の要請や命令について、都道府県知事が相手方の事業者名を公表することができると定められている。

（感染を防止するための協力要請等）

第45条（抄）

5　特定都道府県知事は、第2項の規定による要請又は第3項の規定による命令をしたときは、その旨を公表することができる。

前出の内閣官房新型コロナウイルス感染症対策推進室長による都道府県知事宛の事務連絡は、公表制度について次のような解釈を示した[18]。

第1に、緊急事態における施設の使用制限等の要請または命令の公表は、利用者等に対して、事前に広く周知することが重要であることから規定されたものであり、制裁ではなく、利用者の合理的な行動を確保することを目的としていること。

第2に、当該公表は、感染拡大防止の観点から逆効果になったり、誹

注
17　共同通信2021年8月27日配信記事。
18　前出、内閣官房新型コロナウイルス感染症対策推進室長による事務連絡（令和3年2月12日）。

謗中傷行為等が起きたりしないよう、その影響に配慮すること。

　第3に、公表の方法については、各都道府県のウェブサイト等において、「要請又は命令の内容及び理由」「対象施設の名称及び所在地」を掲載すること。

　次に、公表制度はどのように運用されたかを確認してみる。施設の使用制限（営業時間短縮）等の命令等の公表（旧特措法45条2項〜4項、改正特措法45条5項）の実施状況は、前掲の表2「特措法に基づく措置の実施状況」のとおりである。

　休業要請に応じなかったパチンコ店の店名を公表した事例を紹介しよう。大阪府は2020年4月14日、旧特措法24条9項に基づき幅広い業種の民間施設に休業の協力を呼び掛けたが、一部のパチンコ店が営業を継続した。そこで、大阪府は4月24日、旧特措法45条に基づきパチンコ店6店に休業を要請し、全国の自治体で初めて店名公表を実施した。吉村洋文・大阪府知事は公表した意図について、「利用を控えてという呼び掛けのための公表だ。こちらのパチンコ店に府民は行かないようにして感染拡大防止に協力してほしい」と説明している[19]。しかし、6店のうち1店の運営会社は、国の救済措置がないと窮状を訴え、営業を継続する方針を表明した。経済産業省は4月24日、中小企業の資金繰り支援の対象業種をパチンコ店などに拡大すると発表している[20]。

　吉村知事は店名を公表した4月24日、「特措法は責任逃れの法律。休業要請するなら補償を明記すべきだ」と法律の不備を指摘していた[21]。それにもかかわらず、なぜ大阪府は店名公表に踏み切ったのか。その背景には、営業を継続するパチンコ店への府民からのバッシングがあった。「営業中の店を名指しする通報は休業要請の開始から1週間で500件

注
19　共同通信（大坂）2020年4月24日配信記事。
20　前掲注19。
21　共同通信2020年12月24日配信記事。

を超え、7割はパチンコ関連。府幹部は『苦情が殺到したことに尽きる。見せしめにするつもりはなかった』と振り返る。対象店舗には『すぐに閉めろ』と抗議が相次いだ。（中略）『要請に応じて大半の店舗は閉めたのに、あれだけ批判されるとは…。スケープゴートにされてしまった』。パチンコ業界の関係者はため息交じりに話した」という[22]。

　本事例からは、自治体側には見せしめにする意図がなくとも、結果として、店名公表は社会的制裁（自粛警察）として機能している実態が垣間見える。

　公表制度には3つの課題がある。

　第1に、事業者名等を公表した結果、感染防止の観点から逆効果になったり、誹謗中傷が発生したりする恐れがあるなど、効果が予測し難いことである。実際に、公表を行わない自治体も少なくないようである。例えば、岐阜県は2022年2月10日、重点措置に伴う営業時間短縮と酒類提供停止の要請に応じない県内の31店舗に対し、特措法に基づき命令を発出したが、客が集まる恐れがあるとして店名は公表しなかった[23]。同様に、三重県も2022年2月22日、営業時短要請に従っていない県内の40店舗に対し、特措法に基づく営業時間変更の命令を発出したが、やはり店名は公表しなかった[24]。

　第2に、氏名や事業者名を公表した結果、インターネット上に情報が長期間さらされる恐れもあり、罰金や過料よりも軽い制裁とは必ずしも言えないことである。近年、コロナ感染症対策以外の分野でも、罰則には至らない違反を公表することで、抑止効果を高めることを狙いとして、条例違反者の氏名や事業者名を公表する制度を導入する自治体が増えつつある[25]。天本哲史は、「安易に公表するとネット上で一生、情報

注
22　前掲注21。
23　共同通信（岐阜）2022年2月10日。
24　伊勢新聞2022年2月23日。

が残り続け、重大な人権侵害につながるおそれもあり（中略）本当に公表に値する悪質性があるのか、市民に周知することでどれだけのメリットがあるのかを、慎重に検討すべき」と指摘する[26]。

　第３に、特措法による要請・命令の違法不当性を確信し、あえて違反行為をしている事業者に対しては、公表による説得は効果が見込めないことである（西尾 2001：221）。これについては、東京都からの要請・命令に公然と異議を申し立て、損害賠償請求訴訟を提起した事業者の例からも説明できよう。

4　経済的インセンティブ

　経済的インセンティブは、経済的な報酬や制裁を与えることにより、市民や事業者の行動を政府から見て望ましい状態へと誘導する政策手段である。しばしば「アメと鞭」に例えられる（秋吉・伊藤・北山 2020：93）。

（１）特措法における事業者支援の規定

　緊急事態宣言や重点措置の発令期間中には、各種の給付金・支援金の支給が行われた。これらの給付金・支援金には、事業者の倒産抑制や従業員の雇用確保、市民の生活支援という目的もあるが、併せて、休業や営業時間短縮の要請・命令に事業者を従わせやすくする意図もあった。直接規制と経済的インセンティブを別個に行うのではなく、戦略的に併用することで、より効果的なコロナ感染症対策を実施するという視点が重要である。

　特措法63条の２第１項には、事業者に対する支援等として、次の規定が置かれている。

注
25　京都新聞2022年5月17日。
26　前掲注25。

---（事業者に対する支援等）---

第63条の2（抄）

　国及び地方公共団体は、新型インフルエンザ等及び新型インフルエンザ等のまん延の防止に関する措置が事業者の経営及び国民生活に及ぼす影響を緩和し、国民生活及び国民経済の安定を図るため、当該影響を受けた事業者を支援するために必要な財政上の措置その他の必要な措置を効果的に講ずるものとする。

　このように事業者を支援するための財政措置をとることが国と自治体に義務付けられているとはいえ、その具体的な内容について特措法では何ら規定されていない。そのため、国と自治体が支援策の具体化と予算措置をとる必要がある。

　現行の支援策については、内閣官房の新型コロナウイルス感染症対策ウェブサイトに、具体的に示されている[27]。同ウェブサイトには2022年7月26日時点で、31の支援メニューが掲載されており、国、自治体、公益法人、民間企業などの官民の様々な組織が受付窓口となっている。

　また、感染拡大によって大きな影響を受けた事業者に対して、事業の継続を支えるため、「持続化給付金」（申請期間2020年5月1日〜2021年2月15日）や「家賃支援給付金」（申請期間2020年7月14日〜2021年2月15日）、「雇用調整助成金」（申請期間2020年4月1日〜2022年9月30日）、「休業支援金」（申請期間2020年4月1日〜2022年9月30日）などが給付された[28]。

　ところで、事業者支援のための金銭給付は、いかなる法的性格を持つ

注

27　内閣官房ウェブサイト「新型コロナウイルス感染症に伴う各種支援のご案内」: https://corona.go.jp/action/

28　なお、経済産業省や厚生労働省が支給した各種支援金については、多額の不正・不適正受給が発覚し、会計検査院から是正要求が出されている。日本経済新聞2022年8月4日。

ているのか。小嶌典明は、休業要請や時短要請は行政処分ではなく、相手方の任意の協力によって成り立つものであるから、事業者が「要請に応じた結果、莫大な経済的損失を被ったとしても、損失の補償を求めることは難しい」と指摘する（小嶌 2021：354）。

　また、要請と協力金の法的位置付けについて、加藤勝信官房長官（当時）は2021年3月22日、時短営業に協力する飲食店への「協力金」は損失補償とは位置付けていないと述べた。憲法29条3項は、私有財産を公共のために用いる際の「正当な補償」を規定しているが、時短営業は事業活動に「内在する制約」であって、公権力による「特別の犠牲」にはあたらないことから、損失補償の対象とならないと説明している[29]。

（2）東京都の感染拡大防止協力金

　緊急事態宣言に基づく休業要請・時短要請に応じた事業者に対し、協力金を支払う制度を全国で最初に創設したのは、感染者数の最も多い東京都であった。協力金制度は、自治体によって一定の相違があるが、本章では東京都の「感染拡大防止協力金」について検討することにした[30]。

　東京都は、2020年4月7日に第1回緊急事態宣言が発令されたことを受け、同法に基づき、事業者等に休業要請を行うことで国と合意した[31]。

注
29　共同通信2021年3月22日配信記事。記者会見で加藤官房長官（当時）は次のように述べている。「特措法に基づく休業等の要請や指示と憲法第29条第3項（私有財産を公共のために用いる際の正当な補償）との関係ということでありますが、法制定時においても、休業要請等がなされることは事業活動に内在する制約であることから、特別の犠牲には当たらず、憲法29条3項の損失補償の対象とはならないものというふうに整理をされているところであります。」「今回の改正で特措法第63条に、新たに国および地方公共団体が新型インフルエンザ等の影響を受けた事業者を支援するための必要な措置を講ずる義務を明記をしておりますが、これは休業要請等のまん延の防止に関する措置等が事業者に及ぼす影響を緩和し、国民生活や国民経済の安定を図るために必要な支援を行うこと等を規定したものであり、特別の犠牲に対する補償として行うといった趣旨のものではございません」（共同通信2021年3月22日記者会見Q&A）。
30　2020年から2022年までの東京都感染拡大防止協力金の申請受付要項や事務取扱要領については、東京都産業労働局ウェブサイト「東京都　協力金・支援金について」を参照：https://www.sangyo-rodo.metro.tokyo.lg.jp/topics/jitan/
31　共同通信2020年4月10日配信記事。

そして、要請に応じた中小事業者、個人事業主等には、単独店舗事業者に50万円、複数店舗を持つ事業者には100万円を支給する「感染拡大防止協力金」を創設し、４月22日から申請の受付を開始した。対象は13万件、予算額は960億円を計上した[32]。都では2020年２月以降、コロナの感染拡大を受けて、病床確保やPCR検査の拡充、中小事業者支援のため、財政調整基金を充ててきたことから、同年３月末に9,032億円あった基金は５月時点で4,967億円にほぼ半減していた。特に大きな支出が感染拡大防止協力金だったとされている[33]。

　第１回緊急事態宣言は2020年５月25日に解除されるが、同年７月以降、再び感染が拡大する。いわゆる第２波である。小池百合子・東京都知事は７月30日に臨時記者会見し、都内で酒類を提供する飲食店とカラオケ店に対し、営業時間を午後10時までに短縮するよう要請した。期間は８月１日から31日までとし（その後、９月15日まで延長）、時短要請に応じた事業者には協力金として20万円を支給することとした[34]。第２波では緊急事態宣言は発令されず、特措法に基づく休業・時短要請ができないことから、東京都独自の時短要請と協力金の支給が立案されたわけである。報道によれば、外食大手の多くが時短営業する一方、感染予防の効果に疑問があるとして要請に応じないチェーンもあった[35]。これは、都の時短要請が特措法に基づくものでなく、罰則もないことからの限界である。

　また、東京都は感染拡大を受け、2020年11月28日から12月17日までの20日間の時短要請を、酒類を提供する飲食店とカラオケ店に行った。協力金は一律40万円（１日あたり２万円）である。小池知事は11月25日の

注
32　共同通信2020年４月22日配信記事。
33　東京新聞2020年５月15日。
34　東京新聞2020年７月31日。
35　東京新聞2020年８月４日。

記者会見で「感染対策　短期集中」と記したパネルを掲げたが、12月に入っても感染拡大は続き、国のGo Toキャンペーンも中止されたことから、結局、時短要請を2021年1月11まで延長することとなった[36]。夏場には一定の感染減少や人流変化につながった要請が、冬場には想定した効果をあげられなかったのである。都は延長期間（12月18日〜1月11日）に要請に応じた事業者には、1日あたりの協力金の額を4万円に倍増させた。その財源は国費360億円のほか、都の基金から110億円を充てたと報じられている[37]。国は11月から全国の都道府県に対して基準額2万円を上限に8割を助成する支援を開始している[38]。

　年末年始に第3波の感染拡大が本格化したことから、国は2021年1月7日、2回目の緊急事態宣言を発令した。これに伴い、国は東京、埼玉、千葉、神奈川の1都3県による飲食店等への時短要請について、協力金を増額することで、要請に応じる事業者を増やしていく方針を示した。具体的には、1日あたりの協力金の基準額を現行の4万円から6万円へ引き上げ、国が8割、自治体が2割を負担し支給する仕組みとした。協力金の財源は、国の2020年度補正予算の予備費を用い、地方創生臨時交付金のうち2,600億円超を「協力要請推進枠」として充てることとした。2割を負担する自治体側は、協力要請推進枠とは別に、国から割り当てられる臨時交付金などを原資とすると報じられている[39]。

　第1回の緊急事態宣言発令では映画館、ライブハウス、スポーツクラブなど広範な施設に休業要請を行って、社会・経済に大きな影響を与えた。協力金の支給のため東京都でさえ財政的に厳しい対応を迫られた。しかし、第2回の緊急事態宣言発出では、飲食店への営業時短要請を中

注
36　東京新聞2020年12月15日。
37　前掲注36。
38　共同通信2021年1月7日配信記事。
39　前掲注38。

心とする方針転換があった。経済への負の影響を和らげる意図があったのは当然だが、それだけでなく、協力金の支出による財政的負担を減らすことも考慮されたはずである。報道によれば、2021年4月25日からの東京都、大阪府、兵庫県を対象とする緊急事態宣言発令に際し、財務省幹部は協力金について「何でも認めていては切りがない」と際限ない膨張を懸念した。吉村洋文・大阪府知事は4月19日、記者団に「宣言発令は国の決定権。支援策がセットになるのは当然のことだ」と国をけん制したそうである[40]。

協力金制度の課題について次のように整理できよう。

第1に、協力金の支給に膨大な予算が必要となることである。東京都は、コロナ感染症対策のために財政調整基金の大部分を取り崩したが、休業要請や時短要請のために支出した協力金は相当に響いた。また、東京都が無観客開催を要請する業種と休業を要請する業種の線引きを検討した中でネックになったのは、協力金に充てる財政支出の重さであると報じられている[41]。金井利之が指摘するように「感染症対策能力は給付能力に規定される」のである（金井 2021：124）[42]。

第2に、事業者から見たときの協力金の額の少なさである。日本経済新聞によれば、「池袋のある店主は『開けた方が協力金より多くの資金が入る。ほかの店舗も多くが開けており、もう時短という選択肢はない』と明かした」そうである[43]。また、「東京都内で居酒屋を営む店主は「罰則次第だが、（1日最大6万円の）協力金だけでは到底補えない」とし、午後8時以降も営業を続けるという」[44]。

注
40　共同通信2021年4月20日配信記事。
41　共同通信2021年5月15日配信記事。
42　金井利之は、「税収の低さ、非正規・不安定労働の多さ、社会的児童養護の弱さ、失業給付・生活保護など所得補償制度の弱さ、家族依存による行政の能力構築の怠慢などにより、日本の給付能力が欧米諸国に比べて著しく低い」と指摘する（金井2021：124）。
43　日本経済新聞2021年7月25日
44　日本経済新聞2021年1月8日。

国と自治体にとっては膨大な支出であるが、個々の事業者には僅かな収入にしかなっていないことをどのように考えればよいだろうか。休業や時短要請の対象範囲が広範に過ぎるため、費用対効果に見合わない、過剰な支出（いわゆるバラマキ）になってしまっている可能性がある。業態や建物の構造上、３密になりにくい施設、酒類を提供する飲食店であっても感染防止対策を適切に行っている施設については、時短要請の対象から外すなどして、一律に要請を出す方法を見直すことで、協力金の支給対象を限定する方向性が考えられる。

第３に、特措法62条の２に置かれている事業者支援の規定は、国と自治体の努力義務の規定であって、具体的な金銭支出の根拠法ではないから、その根拠規定を設けるべきとの意見がある（阿部 2022：109）。コロナ感染症関連の各種給付は予算措置に過ぎず、行政による給付拒否は行政処分として扱われず、それに不服のある国民による取消訴訟、義務付け訴訟は提起できないこととされかねないからである。阿部泰隆は、「給付要件に該当するのに支給されないとか給付の基準が不合理であれば裁判で争えるようにするのが法治国家である」として、「給付金を行政処分とする規定を置いて裁判を可能とすべきである」と主張している（阿部 2022：109）。

❖本章のまとめ

繰り返しになるが、コロナ感染症対策の日本モデルは「法的な強制力を伴う行動制限措置を採らず、クラスター対策による個別症例追跡と罰則を伴わない自粛要請と休業要請を中心とした行動変容策の組み合わせにより、感染拡大の抑止と経済ダメージ限定の両立を目指した日本政府のアプローチ」として捉えられてきた。つまり、日本モデルは、「弱い権限行使、少ない財政支出」でコロナ感染症対策を進めていくアプロー

チと考えることができる。これは、ロックダウン（都市封鎖）と事業者・市民への損失補償をセットで実施する欧米諸国のコロナ感染症対策、つまり「強い権限行使と多くの財政支出」で進めていくアプローチとは対照的と見なされてきた。

しかし、本当に日本のコロナ感染症対策は「弱い権限行使と少ない財政支出」で特徴付けられるだろうか。①時短営業の要請が個々の事業者や店舗の実情に関わりなく投網を掛けるように広範に行われていること、②正当な理由なく要請を拒否した場合には、命令と過料を科される可能性が高いこと、③自治体現場における圧倒的な人手不足から事業者や店舗の実情を緻密に把握する余裕がなく、結果として一罰百戒的な罰則適用になっていること、④事業者や店舗が命令を受けた事実が公表されると、社会的非難やバッシングを受けるおそれがあること（住民による自粛警察・相互監視）、⑤支援金・協力金の不正・不適正受給の頻発から窺えるように、（おそらくは迅速な支給の要請と自治体現場の人手不足から）受給審査が必ずしも厳格でなく、広範な事業者・店舗が金銭給付の対象となっていること、⑥協力金の支出が自治体や国の財政を逼迫させていることなどを考えると、日本におけるコロナ感染症対策は、必ずしも「弱い権限行使と少ない財政支出」とは言い切れないのではないだろうか。

そもそも特措法5条は、「国民の自由と権利が尊重されるべきことに鑑み、新型インフルエンザ等対策を実施する場合において、国民の自由と権利に制限が加えられるときであっても、その制限は当該新型インフルエンザ等対策を実施するため必要最小限のものでなければならない」ことを定めている。感染拡大を防止するという政策目的に必要性と公共性があれば、政策手段は選ばなくてよいというわけにはいかないので、合法的かつ実効可能な手段を選択しなければならない。さらに、事業者

や市民への説明責任が確保できるよう、当該政策手段をとることの科学的・客観的根拠も求められる。

参考・引用文献

・秋吉貴雄・伊藤修一郎・北山俊哉（2020）『公共政策学の基礎〔第3版〕』有斐閣。
・アジア・パシフィック・イニシアティブ（2020）『新型コロナ対応・民間臨時調査会　調査・検証報告書』ディスカヴァー・トゥエンティワン。
・阿部泰隆（2022）『新型コロナ対策の法政策的処方せん』信山社。
・大曽根暢彦（2020）「新型インフルエンザ等対策特別土地法の課題—特措法の概要と国会論議—」『立法と調査』427号。
・金井利之（2021）『コロナ対策禍の国と自治体——災害行政の迷走と閉塞』筑摩書房。
・黒木登志夫（2022）『変異ウイルスとの闘い——コロナ治療薬とワクチン』中央公論新社。
・小嶌典明（2021）「新型インフルエンザ等対策特別措置法と要請」『研究論集』114号。
・徳田安春（2021）「新型コロナ対策の問題点とその解決案」『新型コロナ感染の政策課題と分析——応用経済学からのアプローチ』日本評論社。
・西尾勝（2001）『行政学〔新版〕』有斐閣。
・原田泰（2021）『コロナ政策の費用対効果』筑摩書房。

第 II 部
コロナ対策と自治体の対応

第4章

コロナ感染症対策をめぐる自治体対応
—昭和型から令和型行政システムへの移行

❖ **本章の目的**

　本章は、他の論考と内容を若干、異にするはずである。その理由は、筆者が現役の地方公務員であるということに由来する。この章では、研究者というより地方行政の現場に近い公務員という立場から、稿を進めようと思う。読者の中には、小論には理論的な視点が欠けるという印象を持つ人びとがいるかもしれない。それは、小論が現場に近い職員の眼を通してコロナ感染症対策の利点や欠点を観察しようとするからである。小論は地方公務員が経験したコロナ感染症への対策、その現場レポートになるかもしれない。その点、あらかじめ理解していただければと思う。

　今回のコロナ禍に関して、国も自治体も様々な対応策をとってきた。それにもかかわらず、数々の予想されない問題も発生している。そのいくつかを挙げると、次のようになる。

○ 感染が確認された患者の発生届が、病院から保健所に提出されず、保健所もこれに気付かないまま、患者が自宅で死亡したなどの事態。

○ 特別定額給付金の支給に数か月を要し、生活に困窮する国民・住民への支援が遅れた事案。

○ 国が設計したワクチン接種記録システム（VRS）に不具合があり、接種券が届かない、接種証明書に誤情報が表示される恐れが出た

案件。

　新型コロナウイルス感染症対策が進行する過程で、国民・住民に犠牲や負担を強いる結果を招くほど、政府や自治体の対応は混乱をきたすことがあった。ただ、今回の経験から検討しなければならないことは、以上に挙げたような混乱は、未知のウイルス対策から引き起こされた偶然の結果かどうかという点である。場合によっては、隠れていた行政の欠陥が顕在化し、それが政府や自治体の対応に混乱を招く原因になったのかもしれない。

　本章はこうした課題認識を持ちながら、行政の現場から見た、コロナ感染症対策に関わる問題点を明らかにすることを目的にしている。とりわけ、ここでは人口増加時代に作られ現在も稼動する昭和型行政システムを大幅に変更し、人口減少が加速する令和に見合う行政システムへ転換する必要があることを示唆するつもりである[1]。

1　コロナ禍で表出した行政システムの課題：保健所を中心に

　はじめに各地の保健所を取り上げることから作業を進めたいと思う。保健所は、これまであまりスポットがあたらなかった行政機関である。ところが、今回のコロナ禍では最も重要な行政組織になった。

　保健所で思い浮かべるのは、飲食店等の食品営業許可や、食中毒を起こした飲食店の公表といったところだろうか。実際には、医療施設・薬局等の開設許可、理美容所・水道施設等の各種届出、公衆浴場等の営業許可、そして感染症対策など多岐にわたる業務を担っている。

　保健所は、基本的には都道府県と大都市に置かれている。具体的には、都道府県、東京都特別区、政令指定都市、中核市のほか、小樽市、

注
1　指摘するまでもないが、本章中、意見に係る部分は筆者の私見であり、筆者の所属する組織の公式見解ではない。

町田市、藤沢市、茅ヶ崎市、四日市市の５市に設置されている。それ以外の市町村には、健康相談、保健指導、健康診査など、住民に身近な保健業務を扱う保健センターが置かれている。保健所長は原則として医師であるが、保健センター長は医師である必要はなく、保健師が中心であることも大きな違いである。

今回、感染症対策に責任を持つ機関として、保健所の役割と機能が注目されるようになった。そこで、はじめに、保健所がどのような課題に直面したかを検証することから本章を進めて行きたいと思う。それに合わせ、保健所が直面する課題を現行の法律の枠組みの文脈で検討し、法律との整合性などの課題につき分析を進める予定である。

（1）保健所等における対応の検証：兵庫県・西宮市の事例

コロナ感染症対策で詳細な記録を残した注目を集める自治体がある。その１つが、兵庫県西宮市である。西宮市は中核市であるため保健所を設置している。都道府県立保健所からの指示を受け受動的に活動するのではなく、自立的に動く必要がある自治体である。こうした性格を持つ同市は、第４波までの間に保健所等の自治体現場で何が起きていたかを取りまとめ、2021年７月に『新型コロナウイルス感染症対応検証報告書』として公表している。そこで、本章ではこれを素材に、保健所等における感染症対応の検証を進める。

西宮市における平年ベースでの感染症発生報告件数（結核を除く）は、年間平均約130件である。これに対し、2020年度は2,157件、その数を新型コロナウイルス感染症に限ると2,094件である。平年ベースの16.6倍になっている。

それでは、同市における相談対応、医療機関受診、PCR検査、積極的疫学調査、入院勧告・措置、自宅待機・療養支援などについて各フェー

ズにおける対応の実態を見ていこう。

（ア）相談対応

　2020年３月１日に西宮市で発生した感染者は、兵庫県内で初めての感染事例ということもあり、市民・マスコミからの反響が非常に大きかった。

　そこで、西宮市では迅速な対応をとっている。新型コロナウイルス感染症に関する「医療的な相談窓口」と、情報提供等の「一般的な相談窓口」とを分け、電話番号も分離し、３月19日に発行した「西宮市民ニュース臨時号」でこれを周知している。

　この頃、政府による臨時休校の要請、初めての緊急事態宣言の発出、これに伴う飲食業の休業・時短営業要請が出された。また、マスクや消毒液の入手が困難となった時期でもある。そのため、布マスクの配布が行われることとなり、同時に１人あたり10万円の特別定額給付金の支給も決定された。

　住民からすれば、これらの施策の決定主体・実施主体が、国、県、市のいずれなのかということに対する関心はほとんどなかった。例えば布マスクは、国で買い上げ、厚生労働省が日本郵便を通じて直接全戸配布する仕組みであった。すなわち、国の事務であったが、布マスクについての相談・クレームも最も身近な市区町村に寄せられることが多く、その対応に人手が割かれる結果となった。そのため、西宮市では、希少な医療職のマンパワー確保のため、「医療的な相談窓口」と「一般的な相談窓口」とに分離したが、この対応は興味深い施策であったと言える。

（イ）医療機関受診、PCR検査

　当初、西宮市は感染が疑われる人びとには保健所に相談し、症状等を

確認の上、「帰国者・接触者外来」（医療機関）を受診してもらい、その上で医療機関が必要と認めた場合、検体採取を行い、保健所を通して兵庫県立健康科学研究所でPCR検査を行うという流れを作った。

2020年8月18日からは西宮市医師会と連携して「西宮市PCR検査センター」を開設するとともに、8月27日からは保健所でもPCR検査が開始できる体制に変えた。

このように、体制は徐々に強化されていったが、検査状況を厚生労働省や県へ報告することも保健所の業務であり、検査結果の集計業務が付加されることとなった。

（ウ）積極的疫学調査

公衆衛生のため、感染拡大防止対策として行われる積極的疫学調査は、感染者や医療機関とやり取りしながら、重要かつ秘匿性の高い個人情報を多数聞き取るものである。感染者の人間関係や立ち回り先といった機微な情報にも触れることとなるため、感染者との信頼関係構築を欠かすことができない。このため、感染者1人あたりの調査は長時間におよび、調査担当者の負担は大変大きなものとなった。

こうした状況を受け、感染者が急増した第3波以降は、保健師の指導監督の下、公衆衛生学の知識を有する薬剤師等を含む他の専門職員も動員され調査業務を実施したほか、民間派遣人材も活用して調査の対応にあたっている。

（エ）入院勧告・措置

感染者が急増した第3波では入院や宿泊療養を即日調整できないケースが急増した。第4波ではさらに状況は深刻となり、入院療養等調整中のケースはピーク時には100件を超えることとなった。

さらに、場合によっては医療機関までの搬送業務も保健所が担った。筆者はかつて「伝染病患者移送車」を運転した経験がある。普段はセダンしか運転しない身にとって、バックモニターもなかった10人乗りワンボックスカーで知らない道を走ることに大変な不安を覚えた記憶がある。

（オ）自宅待機・療養支援

健康観察は原則として保健師が行うが、食料品や日用品（マスク、手指消毒液、ごみ袋、ティッシュペーパー等）の提供といった生活支援は、その他の職員が実施する場合もあった。また、自宅療養者の体調が急変したと保健所に連絡があり、緊急往診が必要と認められる場合、保健所は、医師・看護師を手配し、往診・訪問看護を行うことになる。

第4波の際には、西宮市では最大で約350人に上る自宅待機者・自宅療養者が発生し、市はこれらの業務に24時間体制で臨んだ。

（2）保健所における体制の検証

西宮市では、2020年3月に、市内で初めての新型コロナウイルス感染者が発生した。それを受け、市は4月10日、保健所内に「新型コロナウイルス感染症対策室」を設置した。

同室は、当初、医療的な相談に対応する「医療相談チーム」、積極的疫学調査を実施する「調査チーム」、関係機関等との調整を行う「調整チーム」の3班体制をとったが、その後、感染者が増大したことや新たな業務の発生に合わせ順次体制を拡大している。

まず、「調査チーム」を「調査第1チーム」と「調査第2チーム」とに再編制した。加えて調査関連の事務に特化した「調査第3チーム」を新設している。このほか、PCR検査を実施する「検査チーム」、ワクチン接種を推進する「ワクチン接種チーム」、クラスター予防のため高齢

者施設等での定期的検査を実施する「重点的検査調整チーム」を増設し、体制を8班にまで拡大している。

　これらの業務に従事する職員は、当初は16人体制（医師2、保健師4、医療職3、事務職7）であったが、その後の感染者の増大に合わせ、兼務発令等による他部局からの応援職員、保健師の採用拡大、前倒し採用等により、体制を順次強化し、2021年6月1日には、179人体制（医師2、保健師42、医療職28、事務職89、技術職16、その他2）になった。

　これは、当初の約11倍の職員数であるが、職員は激務の連続で身体的・精神的疲労が蓄積し、感染症に対応する体制は限界に近い状態であったと報告されている。

（3）今後に向けた備え

　西宮市では、第4波までの対応を振り返った上で第5波に向けた備えを検討している。その内容は、新たな感染の抑止に向けた取り組み、保健所の体制強化（ひっ迫回避）に向けた取り組み、保健所の業務効率化に向けた取り組み、自宅療養時の支援充実に向けた取り組みで構成されるが、本稿の関心事である後ろ3つの取り組みについて概観する。

（ア）保健所の体制強化（ひっ迫回避）に向けた取り組み

　第1に、感染拡大に対して応援職員の配属が遅れ、従前からの職員に過度な負担がかかった課題への対策として、陽性率が4％を超えるなど、感染拡大の兆候が現れた時点で、速やかにコロナ対策業務経験者を配属することとしている。

　第2に、中心となる専任保健師に業務負担が集中していたことから、専任保健師の業務を整理して負担を軽減させる。具体的には、経験豊富な応援保健師が、専任保健師の業務の一部を担当することにしている。

第3に、積極的疫学調査等を担当する医療職の人員不足という課題に対して、県や大学看護学部等からの応援を受けることとしている。

（イ）保健所の業務効率化に向けた取り組み

第1に、感染者の増加に伴い職員を段階的に増員し、その都度新しく発生する業務に対応してきた。各チームの役割分担が不明確で連携が悪く、業務の効率が低下していたという課題が表面化したため、その対策として、各チームの業務を整理し事務作業の効率化を行い、短期応援職員が雑務を担当することで、各チームの役割を明確化するとしている。

第2に、感染者あて通知文書への公印押印作業に時間がかかるという課題に対して、改ざん防止用紙を使用し、電子公印化することにしている。

第3に、通知文書への発番をとるため1通ごとに電子決裁処理する必要があり、事務量が膨大となった。保健所独自の管理番号を附番することで1日分を一括決裁処理できるよう簡略化することにした。

第4に、往診を依頼する際、医師や訪問看護と電話またはファクシミリで情報共有しているため、手間と時間がかかるという課題に対して、情報共有を効率化するためのシステムを導入することにした。

第5に、療養者にパルスオキシメーターを貸し出す際、職員による配布・回収を行っていたが、宅配便を利用することにした。

（ウ）自宅療養時の支援充実に向けた取り組み

自宅療養・待機中の療養者に対する電話での健康観察にかなりの時間を要するという課題に対して、療養者自身が入力できるアプリによる健康観察を実施することにした。

（4）西宮市の経験から学ぶ

　以上、西宮市の感染症対応を概観しながら、自治体現場で何が起きていたのか検証してきた。

　西宮市では、新型コロナウイルス感染症対策という未経験の業務にあたり、激増する業務に対して時間をかけ体制の強化を行う対応をとってきた。また、業務を遂行する中で明らかとなった課題を放置せず、今後に向けた備えを取りまとめ、PDCAサイクルを機能させている。

　そのように、西宮市のコロナ感染症対策のこれまでの実績には、注目すべきものが多い。ただ、問題も見受けられる。西宮市に見られる問題点は、同市に限った問題ではない。他の自治体においてもしばしば散見される一般的な問題である。まず、公務員の数や、公務員による直接執行（直営主義）が生んだ課題が、第2に、アナログ対応に起因する問題がある。

　人数に限りのある公務員がアナログ対応で業務執行するということは、膨大な処理時間の発生に直結する。これは、国民・住民への対応の遅れとして現れる。現に、西宮市の例ではピーク時には100件を超える入院療養等調整の遅れが発生している。さらに、通常の給与水準を上回る莫大な時間外勤務手当、すなわち税金からの支出が発生することとなる。

　こうした現状は、外部からはどう見えているのであろうか。西宮市とは関係はないが、東京都内で約210人の自宅療養者を診察した訪問診療医・田代和馬氏へのインタビュー記事[2]から実態を見てみよう。

　○保健所は精一杯の努力をしたが、患者数が多すぎて保健所の対応が
　　間に合わず、診療で訪問するまで1週間くらいかかっていた。

注
2　朝日新聞、2021年12月16日。

○空き病床確認のため、保健所や救急隊が複数の病院に２巡、３巡の電話をかけたり、つてをたどって頼み込んだり、相当な無駄があった。

○病床使用率が90％まで達していたら、医療崩壊は起きなかったかもしれない。使用率を上げるには、空床情報の可視化が必要。医療関係者がオンラインで見られるようにすることが望まれる。

○多くの人が自宅で医療から断絶した生活を強いられ、苦痛の続く日々を過ごした。

以上が田代医師のコメントであるが、そうした混乱の中で、東京都内の病院で新型コロナ感染が確認された患者の発生届が、病院から都保健所に提出されないミスが発生した。不審に思った患者自ら保健所に電話したものの保健所もこれに気付かぬまま、この患者は病院での陽性診断から８日後に自宅で死亡している。これについて都は、2022年５月18日に調査報告書を発表しているが、職員78人の聞き取り調査を行っても、当時は業務がひっ迫していたため、経緯は明らかにならなかった。

東京都のほか、埼玉県や沖縄県でも、陽性と判明したため保健所に電話したがつながらず、医療へと結び付くことなく死亡した例があり、遺族は、「自宅放置死遺族会」を立ち上げたと報道されている[3]。

2　コロナ感染症対策から学ぶ自治体行政の普遍的課題

これまで西宮市に焦点を合わせ、新型コロナウイルス感染症対策に関わる自治体の対応や問題点につき検討してきた。そうした課題は、今回の感染症だけに限られた一過性の問題ではない。むしろ、これまで潜在化してきた自治体行政の懸案事項が、感染症対策をめぐって一気に顕在

注————————————
3　朝日新聞、2021年12月５日。

化したと思われる節が強い。そこで、これから何故、今回、感染症対策をめぐって混乱が続いたか、そのあたりの原因を自治体行政の基本的体質に関連付けて探ってみることにした。

（1）公務員数

　最初に取り上げるのは、地方公務員の規模である。公務員の数は、年々、右肩下がりに減少を続けてきた。それが自治体のコロナ対策に影響を及ぼしてきたことは、ほぼ間違いがない。

　わが国の公務員数は、2000年度に約435.8万人であったものが、2021年度には約333.1万人へとこの20年ほどの間に100万人減少している[4]。このうち、地方公務員だけを見てみると、ピークは1994年度の約328.2万人であるが、2021年度には約280.1万人へと50万人ほど減少している[5]。

　次に、人口千人当たりの公的部門における職員数を国際比較すると、フランスは90.1人、イギリスは67.8人、アメリカは64.1人、ドイツは59.7人である中、わが国は36.9人となっている[6]。

　定員の適正化は必要である。しかし、適正を過ぎた削減を行っていまいか。獨協大学の大谷基道教授も、「定員の適正化が行き過ぎた」としている[7]。

　この20年以上にわたる公務員削減の間にも行政課題は次々に発生しており、これらの課題に少ない職員数で対応する中で、様々な影響が発生している。

　第1に、公務員の精神疾患者の増大である。一般財団法人地方公務員安全衛生推進協会によれば、「精神及び行動の障害」による2020年度の

注
4　人事院（2021）「令和3年度人事院の進める人事行政について　～国家公務員プロフィール～」
5　総務省「地方公共団体定員管理調査」
6　前掲注4、人事院資料。
7　大谷基道（2022）「危機を見据えた人材マネジメント戦略を」『月刊ガバナンス』1月号。

長期病休者数10万人率は、1,713.3人である。これは、10年前の約1.5倍、15年前の約2.1倍に上る[8]。さらに、あまり知られてはいないが、2020年（度）の値を参考にすると、公務員のメンタル不全は民間の約４倍にも達している。

○厚生労働省『労働安全衛生調査』メンタルヘルス不調により連続１か月以上休業した労働者の割合は0.4％である。

○人事院『公務員白書』精神及び行動の障害による長期病休者の割合は1.5％になる。

○一般財団法人地方公務員安全衛生推進協会『地方公務員健康状況等の現況』では、精神及び行動の障害による長期病休者の割合は1.7％である。

　第２に、士気の低下である。内閣人事局が2019年度に実施したアンケートでは、30歳未満の男性職員で７人に１人、女性職員で10人に１人が数年以内に辞めたいと回答している。その理由の１つとして、「長時間労働等で仕事と家庭の両立が難しいから」が挙げられている[9]。

　公務員の人件費の財源は税金であり、定員管理自体には合理性が必要とされる。しかし一方で、行政課題の発生に合わせた柔軟な対応を困難にしている一面もあることは認識しておく必要がある。例えば、現在、コロナ感染症対策を推進するため、多くの自治体は保健師の確保に努力を重ねている。ところが、自治体では技術職の採用定員を最低限度に制限している。そのため、保健師の必要性が叫ばれながら、自治体のほとんどは必要な数を採用できないのが実情である。今後、保健師の規模をどう拡大するか、自治体行政が抱える大きな課題である。

注
8　一般財団法人地方公務員安全衛生推進協会（2021）「令和２年度　地方公務員健康状況等の現況の概要」。
9　内閣人事局（2019）「国家公務員の女性活躍とワークライフバランス推進に関する職員アンケート結果」。

（2）直営主義

　公務員の独走を防ぐため、当年度に行う事務事業は、国会や議会により原則として前年度中に決められている。しかし、行政課題の中には、現在進行形で発生するものもある。例えば、特別定額給付金（10万円）を住民全員に給付する施策である。

　この受付事務の実施に対応する予算は、補正予算等で対応されるが、原則として国会・議会による議決が必要であることに加え、その原資を確保できるか不透明である。予算化できない場合、委託や派遣といった民間機能の活用はできない。職員を急遽増員することも原則としてできない。職員採用には能力の実証（採用試験等）の実施が必要となるからである。このため、直営主義と現有職員による内部化が原則となる。

　しかしながら、公務員数を大幅に削減してきたため、少量で一時的な業務増であればともかく、大量で長期間にわたる業務増の場合、内部化で吸収することは困難であり、その結果、次の課題が生じる。

　第1に、公務員にかかる人件費の上昇である。定員適正化の結果、通常業務で既に余裕がないところへ臨時の業務を付加するということは、時間外勤務で処理するということとなり、莫大な時間外勤務手当の支出に直結する。国も自治体も財政状況が厳しい中、限られた財源が、行政サービスの原資ではなく、公務員人件費へ回ることを意味する。この財源配分は、住民福祉の向上に直結しているとは言えない。

　第2に、臨時の業務に動員される職員が担っていた本来業務へのしわ寄せが発生する。保健所には感染症対策業務のほか、医療機関や食品営業施設の立入検査等の業務もあるが、優先順位を勘案の上、こうした業務を中止せざるを得ない事態が全国で発生している。

（3）電子政府化への遅れ

（ア）アナログ処理の現状

　新型コロナウイルス感染症対策を通して明らかになった課題として、デジタル化の遅れがある。

　2020年、全ての住民に10万円の特別定額給付金を支給することとなった。４月20日に閣議決定が行われ、人口数百人といった小規模の町村では、職員が直接届けるなどして比較的短期間で円滑に支給することができた。しかし、大都市では長期化し、千葉市でほぼ全ての世帯に給付できたのは７月末となっている。以下、この間の状況を説明する。

　千葉市の人口は約98万人、46万世帯であり、受付開始直後に郵送で届いた申請書は30万件である。紙の申請書はマンパワーで処理するしかない。そこで、１日あたり90人体制、最盛期には250人体制で臨んだ。しかしながら、最終的に40万件を超えた申請書のうち、手書きのものの中には判読不能なものもあり、さらには記載誤りもある。これらの場合、１件ずつ確認する必要が発生する。

　国民・住民からすると、世帯状況や口座情報は役所が把握しているはずであり、なぜわざわざ申請書を提出させ、膨大な時間をかけて処理しているのかと、行政の無駄の象徴として映ることであろう。自治体は、当然、税金の納付や児童手当の支給といった個別の目的ごとの口座情報は保有しているが、個人情報保護の観点から、これらの情報はそれ以外の目的へ使用してはならないこととなっている。これが自治体行政の円滑化を阻害するネックである。

　ここで海外に目を転じると、デンマークでも同様の給付金を国民に配っているが、同国では平時から国民が政府に銀行口座を届け出る制度がある。そこでデンマーク政府は、国民から届けが出ている口座へ振り

込むこととし、同国民は1か月後には自動的に給付金を受け取ることができている。同様のことは韓国でも行われており、こちらは2日後には振り込まれている[10]。当時、デジタル改革担当であった平井大臣は、こうした海外の状況を踏まえた日本の現状を「デジタル敗戦」と呼んでいる。

デンマークや韓国に比べ、アナログ感の否めない日本は、2022年のデジタル競争力ランキングで63か国中29位に位置付けられている（国際経営開発研究所（IMD）「IMD World Digital Competitiveness Ranking」）。1位はデンマーク、2位はアメリカで、以下、スウェーデン、シンガポールと続く。東・東南アジアの中で見ると、シンガポール、韓国、香港、台湾、中国に次いで、日本は6番目にランク付けされている。他の国々はデジタル化に懸命に取り組んでおり、ここ7年間で、香港は14位から9位に、韓国は18位から8位に、中国は33位から17位に順位を上げている。

後述するが、重要なことは、デジタル競争力と生産性とが密接に関連しているということである。

引き続きわが国のアナログ処理の現状を概観する。約62,000件の行政手続のうち、オンラインで完結するのは9.6％、国民が行政サービスでオンラインを利用する割合は、経済協力開発機構（OECD）が2018年に調査した30か国中で最下位である。

デジタル先進国デンマークも、一夜でこれを実現したわけではない。

注
10 韓国行政機関の意思決定の速さも指摘することができる。韓国では、わが国の厚生労働省に当たる保健福祉部傘下の疾病管理本部（現疾病管理庁）を防疫対策のワンストップ・ポイントと位置付け、その長に任命された専門家に大統領が対応を一任する。新型コロナウイルス感染症対策では、非常設の中央防疫対策本部を設置し、その本部長は疾病管理本部長が兼任している。感染状況や隔離基準は、地方自治体のみならず民間医療機関とも情報共有され、官民にかかわらず機関同士で足並みの乱れがないようになっている。こうした体制がもたらす迅速性は、合理性に基づいた行政の対応が歪められることなく遂行される環境を大統領が確保し、かつ党派的な政治論争に巻き込まれぬよう援護し、政治と行政の適正な役割分担を維持した成果であると評価されている（縄倉晶雄（2022）「韓国の健康危機管理体制における政治と行政」『文教大学国際学部紀要』32巻2号）。

同国は1990年代、財政危機と高齢化に直面した際、これに真正面から立ち向かった。公共サービスの人手不足が予想されるためデジタル化に舵を切り、国と自治体のシステムを連携させ、行政手続に関するポータルサイトを一元化した。これにより、国民年金手続の95％、出産給付金手続の100％がオンライン利用となっている。

　日本における行政手続は依然として窓口対応が主流で、せいぜい複数の窓口を回らなければならないものをワンストップ化したといったところであるが、諸外国ではノンストップである。行政手続にあたり、役所を訪れ、紙の申請書に記載するという行為そのものがない。また、デンマークでは役所の中で行ってきた、書類チェック、手計算、人海戦術自体が消失し、貴重な労働力と財源を有効活用している。

　マンパワーによる事務処理はまた、人為的ミスをも引き起こす。このため、複数の目によるチェックが必要となり、二重に労働力と財源を浪費することともなっている。人口減少していく日本に今後もその余力が残っているのであろうか。

（イ）デジタル処理の現状

　日本でもデジタル化に取り組んでいないわけではない。そこで、その現状を確認してみよう。

　新型コロナウイルス感染症に関係するシステムは複数存在する。以下、その課題を、厚生労働省が設置し2021年7月22日に開催された「新型コロナウイルス感染症対策アドバイザリーボード感染者情報の活用のあり方に関するワーキンググループ（第1回）」議事概要等から確認したい。

　第1のシステムは感染症サーベイランスシステム（NESID）である。これは従来からある紙ベースの予防接種台帳を前提としたシステムであ

る。診察にあたった医師は届出書を保健所へファクシミリで提出し、保健所がシステムへ入力する。医師からの届出書が保健所に届いた時点、保健所で入力された情報が地方衛生研究所に届いた時点、最終的に厚生労働省や国立感染症研究所に届いた時点の3段階でチェック（データクリーニング）されるため情報精度は高いが、いかにも時間がかかることが難点であり、このシステムに登録されているケースは全体の6割にとどまるとされている。

　第2に新型コロナウイルス感染者等情報把握・管理システム（HER-SYS）である。NESIDでは迅速な対応が不可能なために、新型コロナウイルス感染症対応に特化した形で開発されたものである。最大の違いは発生源入力であり、第一発見者となる医療機関等が入力し、その情報を保健所、都道府県、国で共有できることとなった。

　第3に国が設計したワクチン接種記録システム（VRS）に不具合があり、3回目の接種券が届かない恐れや、ワクチン接種証明書に誤情報が表示される恐れが明らかになった。この問題の発生原因は、接種日・ワクチン名等の手入力ミスのほか、接種会場で予診票に記載された18桁の数字を専用タブレットのカメラで読み込む際に、手ぶれで数字を正しく識別できないことなどである。

　筆者は、2022年4月、保健所支援のため動員され、HER-SYS入力業務に従事したので、上記の現状の一部を実体験する機会を得た。そこで、この業務の様子を以下に記す。

　前述のとおり、医療機関は、診察の過程で感染者を発見した場合、HER-SYS内にある発生届に入力することとなっている。これが正確に遅滞なく行われれば、直ちに保健所、都道府県、国の間で情報が共有され、個々のケースに見合った具体的な支援策がスタートする。

　しかし、入力に不慣れであったり余力がない医療機関は、手書きで作

成した発生届を保健所へファクシミリで送信し、これを受信した保健所でHER-SYS入力を代行しており、筆者はこの業務に従事した。

　１件につき、入力が必要な項目は30項目ほどである。この中には、当該者氏名も含まれ、漢字とフリガナを入力するようになっている。医療機関を受診しているということは、健康保険証により正しい氏名を確認しているはずであるが、医療機関によっては外国人でもないのにカタカナでこれを手書きしてあるものがある。

　ここで困ったことが発生する。ファクシミリは解像度が低いため、くせ字による手書きの場合、例えば「ア」と「マ」、「キ」と「チ」の判別が困難なケースがあった。さらに、「渡邊」と「渡邉」のいずれであるかは、ほぼ判別不能であった。

　次に、性別、生年月日、住所等を手入力するが、これらの情報は、個人番号を把握していれば入力不要なはずである。しかしながら、個人番号記入欄はそもそもないので、全て手入力することとなる。ここで困ることは、数字の判別である。数字は間違えると全く違う結果となる。０か６か、１か７か、３か６か８か、４か９か、５か６か、７か９か迷うことが多かった。これらの判別不能なケースは、各々多忙な保健所・医療機関間での余計な照会業務を発生させる結果となった。

　さらに、新型コロナウイルスワクチン接種歴という欄があり、接種年月日やワクチンの種類・製造会社を手入力するが、これらは、ワクチン接種記録システム（VRS）とシステム連携がなされていれば入力不要なはずである。実際には、「ワクチン接種済み」と申告している当事者でも、接種年月日やワクチンの種類・製造会社までは記憶しておらず、「不明」と手書きされているものが多かった。

　筆者も行政の一端を担う者であるから、国で急遽システム設計された苦労は察する。ここで言いたいことは、これが日本のデジタル力の現状

であるということである。デジタルはアナログより迅速性で勝るため、スピードが求められる感染症対応として必須であったが、日本のシステム構築力、デジタル対応力では十分に活用することができなかった。

こうした日本のアナログ処理の現状、デジタル化の遅れは、次のように言われている。例は自動車運転免許の更新手続についてである。

「免許センターでの運転免許更新に行きましたが、25年前に取得した際とほぼ同じ手続で、支払いは現金。たまさか同行していたキャッシュレス社会の中国人に笑われました。書類に手書きで受け取りの暗証番号を書く必要があり行列。窓口に出すと、それを1日中端末に手入力している人。出来上がった書類を渡すのに1日中人の名前を呼んでいる人。視力検査も大渋滞したうえ、2つしか聞かない担当者、5つぐらい聞く担当者で列の進みが異なりみんなイライラ」(内閣府「規制改革・行政改革ホットライン検討要請項目の現状と対応策」No.67)。

(4) 労働生産性の低さ

ここで、日本の労働生産性の低さを指摘しておかなければならない。

OECD加盟国の時間あたり労働生産性比較で、日本は、38か国中、下半分に位置する27位で、データ取得可能な1970年以降、最も低い順位となっている。購買力平価換算したもので、1位はアイルランド139.2USドル、デンマークは4位91.5、アメリカは7位85.0であるのに対し、日本は49.9である。この値は主要先進7か国中最下位である。OECD平均でも60.9で、遠く及ばない。単純化すると、日本の労働者は、アメリカの労働者の6割程度の価値しか生み出していないこととなる。

これは、近年の傾向というわけではない。1970年は18位、1980年は20位、1990年は20位、2000年は21位、2010年は20位で、高度経済成長期を含め、あまり変わっていない。すなわち、元々日本の労働生産性は決し

て高いとは言えないのである。高度経済成長は、日本人の勤勉さがもたらしたと言われることがある。これについて、勤勉でないというわけではないが、他国と比較して突出していることはなく、人口増加に伴う人口ボーナスであったと言わざるを得ない。

　このような中、日本は世界最速で高齢化するとともに、少子化も相まって人口減少していく。人口減少は消費市場の縮小をもたらす。有史上、人口減少期に経済成長した国は存在しない。現に、国民1人あたりGDPは、アジアの中で既に2007年にはシンガポールに、2014年には香港に抜かれているが、これに加え、2022年には台湾に、2023年には韓国に追い抜かれ、かつてアジアNIES（新興工業経済地域）と呼ばれた全ての国・地域に追い抜かれるとの予想も出ている[11]。

　わが国の食料自給率は38％（2021年度）、エネルギー自給率は12.1％（2019年度）であり、ロシアによるウクライナ侵攻を受け、小麦をはじめとする食料も、原油・天然ガスをはじめとするエネルギーも価格が上昇したように、これらを海外から輸入しなければ維持できない国である。限られた労働力、限られた財源の有効活用を図らなければならない。

　この項の小括として、日本とフィンランドの行政を比較したヘルシンキ大学の朴沙羅講師の言葉を引用する[12]。フィンランドは、2022年のデジタル競争力ランキングで7位に位置付けられている。

　「ヘルシンキ市の職員には、個人レベルで頑張っている人はあまり多くない。（略）でも、行政は回っている。日本の場合は現場で働く第一線の職員が頑張り過ぎて、本来はシステムで解決しなければいけない問題が、そのまま残っているように思う。」

注———
11　公益社団法人日本経済研究センター（2022）「アジア経済中期予測　第8回報告書要旨」。
12　朴沙羅（2022）「著者に訊く！『ヘルシンキ生活の練習』」『月刊ガバナンス』1月号。

3 令和型行政システムへのシフト

　今後は人口減少に伴い労働力が減少し、経済成長にも過剰な期待はできない。すなわち、国・自治体共に、労働力と財源が不足するダブルパンチに見舞われる可能性が高い。このことをよりリアルに認識しておくため、千葉市をモデルにデータを用いて将来展望した後、この影響を極小化するための対策を述べたい。

（1）20年後の基礎自治体

　2020年における千葉市の人口は、97万5,000人である。千葉市では、2020年代前半をピークに人口減少が始まると予想しており、2040年には92万3,200人へと20年間で5万人ほど減少すると推計している。さらに、2070年には75万1,900人で人口減少は不可避である。

　次に、生産年齢人口である。2020年に60万2,100人であるところ、2040年には51万4,700人へと20年間で8万人減少する。

　第3に、個人市民税額である。出生中位／基準推計で2020年に約650億円（実際の決算額は約958億円）であるところ、2040年には560億円程度へと20年間で90億円（14％）ほど減少する。そうであれば、90億円分の歳出（行政サービス）を減らせばよいとも考えられる。果たして、それは可能だろうか。

　そこで第4に、高齢者関係事業費の推計を見たい。ここで対象としている事業費は、一般会計、介護特別会計（介護給付費、地域支援事業費）、後期高齢医療事業特別会計を対象に市費ベースで合計したものであり、2025年までの推計しかないが、傾向は読み取ることができる。

　同事業費は、2014年度は約161億円であったところ、2020年度には226億円、2025年度には279億円になるものと推計しており、5年間で53億

円増加、10年余りで見ると1.7倍、118億円増加する見通しである。

　高齢者人口は、2014年は22万6,000人、2015年は24万2,000人、2020年は26万1,300人であるところ、2025年には26万7,000人、2040年には31万0,400人になるものと推計している。

　2014年と2025年とを比較すると、高齢者人口は22万6,000人から26万7,000人へと1.2倍となるに過ぎないが、高齢者関係事業費は161億円から279億円へと1.7倍であり、介護期間の長期化、医療の高度化等に伴って、事業費の伸びが対象者数の伸びを上回っている。税収の減少に合わせて歳出を減らすどころか、危機的な財政状況に陥ることは明らかである。

　より実感しやすい数値として、65歳以上の高齢者1人を支える現役世代（20〜64歳）の数は、表のように推移する。

表　65歳以上の高齢者1人を支える現役世代数の推移

1980年	2010年	2040年	2065年
12.02人	2.84人	1.40人	1.27人

出典：出生中位／基準推計

　現在の行政システムは、基本的に人口増加時代である昭和の延長線上にある。これをシステムはそのままに量を拡大してきたのが平成である。これからは人口減少とともに労働力も減り、これに伴い税収も減る。これに反して、（20年後には筆者も含む）高齢者は増加していくので高齢者関係事業費は激増していく。令和にあって、昭和の行政システムの延長線上では、社会を維持することは困難である。

（2）減少する人材・財源の有効活用

　労働力の減少に伴う公務員数のさらなる適正化、税収減に伴う財源不足というダブルパンチの中で、社会を維持させ、住民福祉を向上させていかなければならない。それも、より一層人口が減少していく将来世代に

負担を先送りすることなく。これが、令和に生きる私たちの責務である。

そのためには、人材、財源という行政資源の配分先を変更するとともに、情報という行政資源の高度利用を図り、スマートな行政（＝令和型行政システム）に変容させていくことが不可避である。

人材の有効活用について、総務省が設置した自治体戦略2040構想研究会は、『第二次報告～人口減少下において満足度の高い人生と人間を尊重する社会をどう構築するか～』の中で、次のとおり述べている。

「自治体が住民サービスを持続的、かつ、安定的に提供していくためには、AI（人工知能）やロボティクスによって処理することができる事務作業は全てAI・ロボティクスに任せ、職員は職員でなければできない業務に特化することが必要である。」

「あわせて、新たな公共私の協力関係を構築することなどにより、従来の半分の職員でも自治体として本来担うべき機能が発揮でき、量的にも質的にも困難さを増す課題を突破できるような仕組みを構築する必要がある。」（傍線筆者）

ここで「職員でなければできない業務」として例示されているのは、「企画立案業務や住民への直接的なサービス提供」である。

そして、その処方箋を描こうとしている機関の1つが、2021年発足したデジタル庁である。同庁が所管するデジタル臨時行政調査会は、「デジタル改革、規制改革、行政改革に係る横断的課題を一体的に検討し実行する」としている[13]。

例えば、行政手続をデジタル化すれば、国民・住民はデンマーク等のように役所へ足を運ぶ必要がなくなる。行政としては窓口に配置している人材を、職員でなければできないコア業務に振り分けることができ

注──────────
13 令和3年11月9日内閣総理大臣決裁。

る。先述した自動車運転免許更新手続を例にとれば、現金収受のための職員、紙の申請書に手書きされた情報を1日中端末に手入力する職員、1日中人の名前を呼んでいる職員を削減することができるほか、紙の申請書の印刷費、窓口設置に係る施設設備費用も削減できる。こうして人材・財源の有効活用を図ることができる。

このイメージの一部は既に実感することが可能である。マイナンバーカード取得者は、役所へ足を運ぶことなく、コンビニエンスストアのマルチコピー機で住民票の写しを取得することができる。近所でとれるという住民サービスの向上とセルフ化による職員削減に寄与している。

マイナンバーカードはさらに公金受取にも活用していくこととなっている。これに伴い、特別定額給付金の支給に3か月かかる現状から、諸外国のように迅速な受取が可能となり住民サービスが向上するほか、貴重な税金を人件費（時間外勤務手当）に回さず済むようになる。

（3）申請主義からプッシュ型行政への転換

ところで、人材・財源の有効活用のためにデジタル化するにしても、申請・届出といった行政手続そのものが必要なことには変わりがない。例えば、特別定額給付金を申請しなかった人は34万世帯存在する。自らの意思で申請しないのであればその意思を尊重すべきであるが、制度自体を知らなかった人、申請が必要なことを知らなかった人、申請行為が物理的に不可能な人は、その機会を取り逃がしていることとなる。そして一般に、社会的弱者ほどその可能性が高い。

このことに関して、ヘルシンキ大学の朴沙羅講師は、日本とフィンランドの行政を比較して次のように述べている[14]。

注————————————
14 前掲注12。

○必要な資源やサービスを得るためには困ったら主張しなくてはいけない。行政サービスにおいて特にそうである。

○日本ではハードルが高く、わがままやごねているような感じになる。福祉へのアクセス方法が違うような気がしている。

国内でもこうした声が上がり始めている。デジタル臨時行政調査会構成員である福岡市・髙島宗一郎市長は、2021年11月に開催された第1回の同会議において、次の資料を提出している。

○申請主義からマイナンバーを利用したプッシュ型行政への転換
■SOSの声を上げられない人にプッシュ型で支援が届くように
　―マイナンバーカードの所持と公金振込口座の登録の原則化を

申請・届出を受けずとも、行政が保有する情報で基準を満たせば、自動的にサービスが受け取れるように変えようとの主張である。

その一部は既に実現している。

人口増加の時代に築き上げられた、直営主義・申請主義・紙媒体・手作業に代表される昭和型行政システムから、人口減少が加速する令和にフィットしたデータ活用に基づくスマートな行政システムへと転換していくこと。それは、公務員数の減少と財源不足というダブルパンチの中で、国民・住民の福祉の増進と、最少の経費で最大の効果を実現していくための恐らく唯一の道であり、その実現は、既に国民1人あたり1,000万円を超える負債を背負わせているわが国にとって待ったなしである。

第 5 章

地域保健・公衆衛生に関する
法律・計画と感染症対策

❖ 本章の目的

この章では、地域保健・公衆衛生の観点から新型コロナウイルス感染症への対応を検討していく[1]。はじめに、感染症対策は地方行政、特に基礎自治体においては、どの政策文脈の中に位置付けられているかを探る。今回の新型コロナウイルス感染症では、国や都道府県の対応、あるいは政治リーダーの活躍は注目を浴びた。しかし、基礎自治体はほとんど前面に取り上げられることはなかった。感染症対策における基礎自治体の活動が取り上げられるようになったのは、ワクチン接種の段階になってからである。果たして、ワクチン接種以外に、基礎自治体がしなければならなかった対策・対応はなかったのか。その点を明らかにするのが、本章の目的の1つである。

次に、地方行政が感染症という危機対応を行う場合、どのような体制を敷き、設置された対策本部はどのような対応策をとるのかを考察する。他の章で取り上げられているように、国のコロナ対応においては、厚生労働省の中には新型コロナウイルス感染症対策アドバイザリーボー

注
1　日本口腔衛生学会地域口腔保健委員会によれば、「公衆衛生とは、社会の、組織的で、保健・医療・介護を含めた包括的な取り組みと努力により、個人、集団および地域レベルの、疾病を予防し、寿命を延長し、健康を効率的に保持増進するための科学であり、技術」であり、「地域保健は、公衆衛生において、地域社会を強調する場合に用いる」と定義されている。本章でもこの定義を用いていており、地方自治体が取り組まなければならない公衆衛生に関する一連の政策を地域保健として捉えている。
日本口腔衛生学会地域口腔保健委員会 (2012)「「公衆衛生」「地域保健」「口腔保健」の定義」(http://www.kokuhoken.or.jp/jsdh/statement/file/statement_20120130.pdf)
最終閲覧日2022年6月1日。

ドが、政府の新型コロナウイルス感染症対策本部には新型コロナウイルス感染症対策専門家会議が設置された。さらに、政府が緊急事態宣言を出すにあたって、新型インフルエンザ等対策有識者会議（2021年4月1日より新型インフルエンザ等対策推進会議に名称変更）の中に設けられた基本的対処方針等諮問委員会（2021年4月1日より基本的対処方針分科会に名称変更）に事前に諮問する必要がある。外部の目からすると、政府の体制は複雑な仕組みをとるように見える。それでは地方自治体においては、どのような体制が構築されたのか。どのような事前準備がなされていたのか。それを問うのが第2の論点である。

　最後に、感染症対策には予防の側面と応急対応の側面とがある。国や自治体ではそれら2つの課題を一連の政策として位置付けているのか。今、オールハザードアプローチ（All Hazard Approach）という考え方が注目を集めている。災害対策・対応に限らず、危機的事象の対策・対応を総合的に処理する体制を整備するという考え方である。この考え方の根底には、防災の政策を念頭にしている様子が見える。感染症においても予防から応急対応までの連続性を確保し、体制の一元化を図ることをねらいとしているように思われる。その考え方自体を筆者は否定するものではないが、災害と感染症という全く異なる危機的事象を捉えて、果たしてオールハザードアプローチで対応することは可能であるのか考える必要がある。

　上記3つの疑問に対して、地域保健には、次のような問題があるように見える。

①感染症対策は地域保健（公衆衛生）における様々な政策分野の1つに過ぎない。地域保健は住民の健康の維持と増進に主眼が置かれていて、感染症対策もその文脈の中に位置付けている。

②地域保健や公衆衛生における発想は、あくまでも予防（健康の維持）であり、行政も住民も予防の取り組みをすることが期待される。そこに応急対応の発想はない（危機発生時に、危機に対応するための体制をとるという発想になっていない）。

③応急対応は、新型インフルエンザ等対策の実施に関する計画で定められており、平時の予防とは断絶したものとなっている。

　これらの問題が生じている現状を分析し、改善の方向性を提示するのが本書の目的になる。本章では、地域保健という政策分野を構成する法律と、それに基づき地方自治体が作成する計画を取り上げる。続いて、予防と応急対応が連続性のない断絶した政策となっていることを説明する。ここでは、予防において目指している政策目標（健康維持・増進）と、応急対応において目指す政策目標（行政の体制整備、情報処理能力の向上）とが異なっていることを明らかにする。この相違は、健康危機管理の構築、あるいはオールハザードアプローチの採用を難しくしている。こうした地域保健や感染症対策・対応を、別の危機的事象であり政策でもある地域防災と比較しながら検討していきたいと思う。

1　地域保健の概念

　地域防災においては、一般法として災害対策基本法があり、特別法として災害救助法等の各種防災法がある。災害対策基本法に基づき、地方自治体には地域防災計画の作成が義務付けられていて、災害のフェーズごとに事前対策（平時）・応急対策（応急対応時）・復旧（復旧時）の各業務が整理されている。事前対策の取り組みとしては、地域防災計画に紐付けられる各種計画やマニュアル類の整備、行政職員対象の防災研修や訓練の実施、住民への普及啓発活動が挙げられる。災害発生時は平時の

体制から非常体制に移行し、災害対策本部が設置される。自治体職員は本部の設置や参集を行い、所属する部署（班）の災害対応業務を行う。また住民に対しても、計画やマニュアル類の整備、およびそれらに基づく防災活動を普段から行い、災害発生時には安否確認・避難誘導・避難所運営といった取り組みをすることが求められている。

　地域防災では、その対策が有機的にまとまっているのに対し、地域保健においては、特定の法律を中心として法体系が整備されているわけではない。扱う内容により、個別に法律が成立している。図は厚生労働省のホームページに掲載されている地域保健の概念図である。地域保健の中の対人保健に、感染症法や予防接種法が含まれている。つまり感染症

図　地域保健の概念

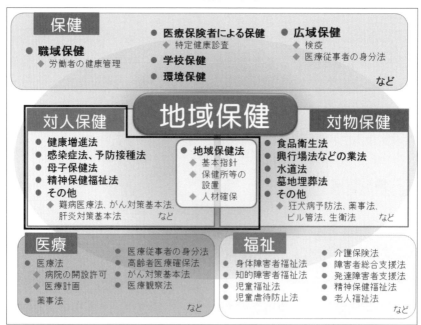

出典：厚生労働省ホームページ（https://www.mhlw.go.jp/stf/seisakunitsuite/bunya/tiiki/index.html）
※対人保健を囲んでいる枠は筆者による。

対策は、基本的に対人保健の中に位置付けられている。対人保健で求められるのは「健康増進」である。「健康増進」とは、病気にかからないよう健康の維持・増進に努めることである。そのため、対人保健に位置付けられる感染症対策も、感染症にかからないよう、住民を健康の維持・増進に邁進させることが主目的となる。

また地域防災とは異なり、地域保健は予防と応急対応の計画が別々となる。地域防災は、地域防災計画が地方自治体の防災政策の柱として存在し、予防（事前対策）も応急対応もこの計画の中に規定される。地域保健では、予防に関しては健康増進計画を策定することを、健康増進法が地方自治体に対して義務付けている。自治体は健康増進に係る「基本方針」「現状と目標」「対策」等を設定し実施することとなる。住民が行うべき予防は、生活習慣病の克服による健康の維持・増進である。そのため、感染症予防でも住民が行うことは、健康の維持・増進となる。

一方、応急対応の計画（新型インフルエンザ等対策の実施に関する計画）は、地域保健の概念図の中にはない新型インフルエンザ等対策特別措置法が、自治体に策定を義務付けている。計画では、自治体は感染症による危機的事象が発生した際、警戒本部あるいは対策本部を設置する。そして、サーベイランス、情報収集・提供・共有、予防・まん延防止措置、医療・生活相談、生活支援といった応急対応の取り組みを行う。具体的には、市町村は住民に対して健康観察、外出自粛、マスク着用、咳エチケット、手洗い・うがい、人混みを避けるといった要請や強制措置をとる。

2 地域保健に関する法律と計画

（1）地域保健法

　ここでは、地域保健に関する法律を個別に確認し、どのような計画策定を地方自治体に求めているのか確認していく。地域保健法は1947年に制定された保健所法を前身としており、1994年の法改正により地域保健法と名称が変わった（1997年施行）。この法律では、厚生労働大臣による「地域保健対策の推進に関する基本的な指針」（以下「基本指針」とする）の策定や、保健所・保健センターの設置と地域保健対策を実施するための人材育成・確保を定めている。

　地域保健法第4条によると、厚生労働大臣は①地域保健対策の方向性、②保健所・保健センターの整備・運営、③地域保健対策に係わる人材の確保・育成、④地域保健に関する調査・研究、⑤社会福祉政策との連携、⑥その他地域保健対策の推進という6項目を「基本指針」の中に定めなければならない。さらに2012年7月12日の「基本指針」の改正により、以下の11項目が「基本方針」の中身として強調された[2]。

　1　ソーシャルキャピタルを活用した自助および共助の支援の推進

　2　地域の特性をいかした保健と福祉の健康なまちづくりの推進

　3　医療、介護及び福祉等の関連施策との連携強化

　4　地域における健康危機管理体制の確保

　5　学校保健との連携

　6　科学的根拠に基づいた地域保健の推進

　7　保健所の運営及び人材確保に関する事項

注
2　厚生労働省（2012）「地域保健対策の推進に関する基本的な指針について」
（https://www.mhlw.go.jp/file/06-Seisakujouhou-10900000-Kenkoukyoku/0000049512.pdf）
最終閲覧日2022年6月1日。

 8 地方衛生研究所の機能強化

 9 快適で安心できる生活環境の確保

10 国民の健康増進及びがん対策等の推進

11 その他

　特に注目したいのが、「科学的根拠に基づいた地域保健の推進」と「国民の健康増進及びがん対策等の推進」である。「科学的根拠に基づいた地域保健の推進」は、国・都道府県・市町村に対して、地域の健康課題と目標の共有化を図り、取り組みを一体的に推進することを掲げている。ここで言う地域の健康課題は「国民の健康増進及びがん対策等の推進」を意味している。「国民の健康増進及びがん対策等の推進」では、都道府県や市町村に対して、健康増進計画の策定・実施等の取り組みとしてがん等の対策に関する施策を講じることを求めている。つまり、厚労省の「基本指針」は、国民の健康に関する内容が主で、感染症に直接関係するものはほぼない。強いて言えば、都道府県や政令指定都市に求められる「地方衛生研究所の機能強化」が感染症対策に関係するが、これは本章のねらいである地方自治体の感染症対策とは異なるものである。また本章の主題とも言える「地域における健康危機管理体制の確保」も、2012年改正の段階で確かに出ているが、その内容はリスク・コミュニケーションによる住民理解の促進、災害に備えた体制強化が主である。さらに言えば、対人保健ではなく対物保健に係るものとして健康危機管理が捉えられている。そのため自治体が行う主な内容は、事業者に対する行政監視体制の強化といった内容になっており、本書で取り上げている健康危機管理とは異なるものである。

　地域保健法が地方自治体に対して、義務規定や努力義務規定、あるいは「できる」規定を定めているのは、主に第3条、第5条、第18条、第21条である。第5条は、保健所を設置しなければならない地方自治体

を、都道府県、政令指定都市、中核市、その他の政令で定める市や特別
区に限定し、第18条は、市町村による市町村保健センターの設置を規定
している。本章において重要なのは、第3条と第21条である。第3条で
は、地域保健対策の円滑な実施のための施設の整備や人材の確保・育成
を努力義務として規定している。第21条では、町村の申出に基づいて都
道府県が人材の確保・育成を支援する計画（人材確保支援計画）につい
て、「できる」規定を定めている。つまり施設の整備や人材の確保・育
成について、基礎自治体に何らかの計画を作ることを義務としてはいな
いのである。

　なお「基本指針」は、新型コロナウイルス感染症対応を受けて、2022
年2月1日にも改正されている[3]。この改正により、防災政策において
地方自治体に求められていることと全く同じことが、地域保健の政策に
おいても求められることとなった。前文には、「感染症対策をはじめと
する健康危機管理に係る外部人材の活用を含む人員の確保、保健所等の
組織体制の強化及び緊急事態に即時に対応できる全庁的な体制の整備の
重要性が改めて認識されている」と書かれており、公助の取り組みとし
ての「健康危機管理」の必要性が示された[4]。

　指針の中身については「地域保健対策の推進の基本的な方向」「保健
所及び市町村保健センターの整備及び運営に関する基本的事項」「地域
保健対策に係る人材の確保及び資質の向上並びに人材確保支援計画の策
定に関する基本的事項」「地域保健に関する調査及び研究に関する基本
的事項」「社会福祉等の関連施策との連携に関する基本的事項」「その他

注
3　厚生労働省（2022）「地域保健対策の推進に関する基本的な指針（平成6年厚生省告示第374号）」
　（https://www.mhlw.go.jp/content/10900000/000905616.pdf）最終閲覧日2022年6月1日。
4　前掲注3（P1）。しかしながら、その一方で「住民との協働により、地域保健基盤を構築し、地
　域住民の健康の保持及び増進並びに地域住民が安心して暮らせる地域社会の実現を目指した地域
　保健対策を総合的に推進することが必要である」とも書かれており、健康の維持・増進が引き続
　き地域保健における主目的であることには変わりない。

地域保健対策の推進に関する重要事項」という6つの事項が示され、その中にはさらに多くの細かな内容が規定された。内容の一例を挙げると、都道府県と市町村は、保健衛生部門の役割分担を明確化し、情報が迅速かつ適切に伝達され、責任者が一元管理できる体制を構築することが定められている。都道府県と市町村の保健衛生部門の間での情報伝達が、迅速かつ適切に行われる必要性も指摘されており、防災で言うところの非常体制（災害対策本部が設置された体制）と同様の体制整備が必要とされる[5]。また関係機関等との連携や調整、健康危機が発生した場合の対応マニュアルの作成、マニュアルの有効性を検証するための訓練、健康危機管理のための人材育成、資機材の整備等についても指摘されている。

　さらには「地域における健康危機管理体制の確保」のために、都道府県と市町村が行う取り組みも明らかにしている。都道府県は、救急医療体制の整備、健康危機情報の収集・分析および提供、そして市町村との密接な連携体制の整備を行う。市町村は、住民に対する健康被害予防のための情報提供、保健所への速やかな情報伝達、そして保健所長の指示・助言・支援に基づく対応を実施することになっている[6]。保健所を設置している政令市と特別区に対しても、保健所等の関係機関や都道府県との連携、地方衛生研究所等の充実、検査機能の充実強化、保健所や都道府県との事務分担の明確化・不均衡の是正、といった体制整備を平時より行うよう指摘している。この他にも、地方公共団体間で情報収集、情報提供、要支援者への支援等の保健活動の連携体制の強化、新型インフルエンザ等対策特別措置法に基づく都道府県行動計画と市町村行動計画の速やかな策定が、地方自治体に対して要求されており、これま

注
5　前掲注3（P3）。
6　前掲注3（P20）。

での地域保健の政策文脈にはなかった「健康危機管理」という政策が新たに加わりつつある（この「行動計画」については後述する）。

（2）健康増進法・感染症法・予防接種法

　上述のとおり、地域保健においては「健康増進」こそ、感染症対策の予防と言える。健康を維持し増進することで、感染症にかかりにくくする。この解釈であれば、健康を増進するのは地域住民である。したがって、「健康増進」は自助・共助による取り組みとなる。そのため、行政による危機管理対応としての感染症対策、公助の取り組みは出てこない。実際、健康増進法で自治体に作成を義務付けている健康増進計画には、住民の自助・共助推進が公助の取り組みとされ、行政自身の予防や応急対応は取り上げられていない。

　健康増進法では、第7条で国による「国民の健康の増進の総合的な推進を図るための基本的な方針」を義務として定めている。第8条では、国の方針に基づき健康増進計画の策定を、都道府県に対しては義務として、市町村に対しては努力義務として定めている。健康増進計画を策定する上で重要となる国の「基本方針」では、生活習慣病及びその原因となる生活習慣等の健康課題について、9分野（①栄養・食生活、②身体活動と運動、③休養・こころの健康づくり、④たばこ、⑤アルコール、⑥歯の健康、⑦糖尿病、⑧循環器病、⑨がん）を示している。厚生労働省は、これら分野ごとの「基本方針」「現状と目標」「対策」などを設定した「21世紀における国民健康づくり運動」通称「健康日本21」を2000年から推進している（2013年度から第2次の「健康日本21」が2023年度まで推進されている）。したがって、上記9分野の健康課題を踏まえて地方自治体の健康増進計画も作成されており、感染症対策には触れられていない。

　感染症の予防を扱う法律は感染症法である。感染症法の正式名称は「感染症の予防及び感染症の患者に対する医療に関する法律」であり、その名のとおり、「感染症の予防」における行政の主な事前対策を定めた法律である。第9条では、厚生労働大臣が「感染症の予防の総合的な推進を図るための基本的な指針」を定めることを義務としており、この中には感染症予防に関する12事項を定めなければならないと規定している。第10条では、この「基本指針」に基づき感染症の予防のための施策の実施に関する計画、つまり「予防計画」の策定を都道府県に義務付けており、この中には、①地域における感染症発生の予防及びまん延防止のための施策、②感染症に係る医療提供体制の確保、③緊急時の感染症発生の予防及びまん延防止並びに医療提供施策、を定めることになっている。つまり、感染症法でも厚生労働大臣の「基本指針」に基づき、都道府県は感染症予防計画を策定することになる。

　ところが、この感染症法では市町村に対しては何らかの計画を策定するよう要求してはいない。これは同じ危機的事象でも地域防災と地域保健では、その実施主体が異なることを意味している。地域防災では、災害対策の第1次的責務を負うのは市町村であり、災害対応は市町村単位での対応を前提としている。これに対して、感染症対応はその専門性と広域性を理由に、都道府県や保健所設置市による広域行政的対応を前提としている。そのため、今回の新型コロナウイルス対応でも基礎自治体が前面に出てはこなかった。

　基礎自治体の対応がクローズアップされるようになったのは、ワクチン接種が始まってからである。ワクチン接種に関しては、予防接種法により防災と同様に実施主体として第1次的責務を負うのは市町村となっている。感染症予防に関しては、広域行政的対応を前提としていながら、その中心とも言えるワクチン接種については、従来の市町村単位で

の対応を前提となっており、あべこべになっている。この点も、地域保健における感染症対策の不整合さを表している。

　予防接種法によれば、今回のような臨時に行う予防接種は第6条第1項で定められているが、新型コロナウイルスは、法附則第14条にて別に定められている。これにより法附則第7条第1項が適用され、厚生労働大臣が新型コロナウイルス感染症のまん延予防上、緊急の必要があると認めるときに、「都道府県知事を通じて市町村長に対し、臨時に予防接種を行うよう指示することができる」ため、予防接種の実施主体は市町村長となる。また、法附則第7条第2項により、新型コロナウイルスのワクチンの予防接種は、同法第6条第1項の予防接種ともみなされる。そのため、都道府県知事や市町村長は予防接種を受ける対象者に対して「臨時の予防接種を受けることを勧奨する」こととなり（第8条第1項）、その対象者には、予防接種を受ける努力義務が生じる（第9条第1項）。

　なお予防接種法においても、予防接種基本計画を厚生労働大臣が定めなければならない（第3条）。計画の中に定める8項目の中には「国、地方公共団体その他関係者の予防接種に関する役割分担に関する事項」があり、市町村の役割として、医師会等の関係団体と連携して、予防接種の実施や住民への情報提供等を行うこと、感染症発生動向調査の実施への協力、広域的連携強化の取り組みの推進が記載されている[7]。また市町村の役割に対して、都道府県は市町村間の広域的な連携の支援や健康被害の救済の支援、国は住民への情報提供を含む接種に関する事務円滑化のための関係者との調整、定期の予防接種の対象疾病、使用ワクチン及び接種回数の見直しの検討、必要な財源の捻出・確保に努めることになっている[8]。

注
7　厚生労働省（2014）「予防接種に関する基本的な計画」（https://www.mhlw.go.jp/stf/seisakunitsuite/bunya/kenkou_iryou/kenkou-kekkaku-kansenshou/kihonteki_keikaku/index.html）最終閲覧日2022年7月20日。

3　地域保健は誰に何を求めているのか

　以上、地域保健に関する法律と計画を精査して明らかなことは、2022年２月１日改正の「地域保健対策の推進に関する基本的な指針」が出るまで、地域保健（公衆衛生）は、住民による予防に関する取り組みを主軸とし、予防接種を除き、市町村行政自身の予防、あるいは応急対応はほとんど関心が払われなかったことである。感染症対策は、地域保健の中の一部に過ぎず、あくまでも健康の維持・増進を推奨することに主眼が置かれている。地域保健が国民・住民による自助と共助による予防なのであれば、そこには行政が自らのために行わなければならない「予防」・「応急対応」という発想はない。精々、国民・住民が健康維持・増進に取り組むように仕向けることが、公助としての取り組みということになる。仕向けるための方法は、例えば、国民に対して外出自粛を要請したり、事業者に対して補助金を支給する代わりに営業時間の短縮を要請したりといった、誘導や強制の措置である。

　曽我謙悟によれば、公衆衛生は誰もが相応の負担を背負うことで達成されるものであり、保健は自分の健康状態を維持・向上させるものであるという[9]。誰もが負担を背負うために、政府はフリーライダーを生み出さないよう「囚人のジレンマ」を解消しなければならない。そのために、政府は国民に対して強制力を行使して、人々の協力を得る。また、感染症に関する情報を国民に提供し、必要な知識を与え指導をすることで国民を健康増進へ誘導する。つまり、政府の取り組みはパターナリズム的予防関与なのである。

　したがって、地域保健において地方自治体が行うことは、誰もが感染症対策に協力してフリーライダーを生み出さないようにすることであ

注
8　前掲注７。
9　曽我謙悟（2021）「行政学から見た保健「と」公衆衛生」『公衆衛生』85（11）:710。

り、感染症にかからないよう誰もが健康維持に努めるための誘導をすることになる。地域保健における予防とは、住民にとっては自分たちがすべき予防を意味し、行政にとっては住民にさせるべき予防という理屈になる。応急対応はおろか行政が自分たちのためにすべき予防という発想も出てこない。これは、地域保健が防災における災害対策基本法のように、予防から応急対応までを賄う1つの主要な法律に紐付かれてはおらず、さらに保健に関する法律は、国民・住民がすべき予防の部分しか賄えていないからであろう。そのため地域保健、その中の感染症対策という政策の文脈において、危機管理の視点はないのである。

　もし健康危機管理を構築して、感染症対策をオールハザードアプローチの政策文脈の中に取り入れることになれば、政策目標を達成するための政策主体として、自助・共助のみならず公助の視点が必要となる。さらに言えば、感染症対策は今日の地域保健の目的、つまり健康維持・増進とは別の政策課題として捉えなければなるまい。「生命と財産を脅かす危機」として感染症を捉え直し、その上で自助・共助・公助それぞれのすべき予防と、パンデミック発生時の応急対応を検討することが求められる。武田文男は、感染症のまん延を災害対策基本法で言うところの「災害」として法解釈が可能かどうか検討している中で、感染症が「災害」に該当しなくとも、感染症を含めたオールハザードへの対応として、災害対策のノウハウを感染症対策に活用することはできるとしている[10]。先の2022年2月1日改正の「地域保健対策の推進に関する基本的な指針」で示された「健康危機管理」も、こうした災害対策のノウハウの活用を考慮に入れたものである。それでは、現在の健康危機管理の体制の整備状況は、どのようなものになっているのだろうか。

注
10　武田文男（2022）「感染症等の危機に対する法制度・体制の見直し」『公衆衛生』86（7）:574.

4 新型インフルエンザ等対策特別措置法と行動計画

　感染症発生時の行政の応急対応について定めているのは、新型インフルエンザ等対策特別措置法（以下「特措法」とする）である。特措法は、2012年5月に公布され、その翌年4月に施行された。2020年3月の改正では、新型コロナウイルス感染症も新たに特措法で扱う対象に加わった。特措法では、「新型インフルエンザ等対策の実施に関する計画」（以下「行動計画」という）の策定を、政府・都道府県・市町村・指定公共機関に対して、第6条から第9条で義務付けている。市町村について言えば、第8条第2項にて、以下の5事項を行動計画に定めることとなっている。この中で二のイとロ、そして三と四の事項は、行政自身の予防にも関係する応急対応部分と考えられる。

（市町村行動計画）

第8条（抄）

　2　市町村行動計画においては、おおむね次に掲げる事項を定めるものとする。

　一　当該市町村の区域に係る新型インフルエンザ等対策の総合的な推進に関する事項

　二　市町村が実施する次に掲げる措置に関する事項

　　イ　新型インフルエンザ等に関する情報の事業者及び住民への適切な方法による提供

　　ロ　住民に対する予防接種の実施その他の新型インフルエンザ等のまん延の防止に関する措置

　　ハ　生活環境の保全その他の住民の生活及び地域経済の安定に関する措置

> 三 新型インフルエンザ等対策を実施するための体制に関する事
> 項
> 四 新型インフルエンザ等対策の実施に関する他の地方公共団体
> その他の関係機関との連携に関する事項
> 五 前各号に掲げるもののほか、当該市町村の区域に係る新型イ
> ンフルエンザ等対策に関し市町村長が必要と認める事項

　特に三の体制整備に関する内容は、防災における非常体制、言い換えれば、災害対策本部を設置して全庁的に災害対応にあたるものと同様のことを意味する。すなわち、地域保健で欠けている（そして「地域保健対策の推進に関する基本的な指針」で今後の整備が求められている）公助の内容が、ここに示されている。実際、特措法の第34条から第36条までの条文は、市町村対策本部の設置及び所掌事務、市町村対策本部の組織、市町村対策本部長の権限についての規定であり、当然ながら「行動計画」の中で具体的な内容が定められていなければならなくなる。

　まず、市町村対策本部の設置及び所掌事務について、第34条第１項では「新型インフルエンザ等緊急事態宣言がされたときは、市町村長は、市町村行動計画で定めるところにより、直ちに、市町村対策本部を設置しなければならない」とし、また第２項では「市町村対策本部は、当該市町村が実施する当該市町村の区域に係る新型インフルエンザ等対策の総合的な推進に関する事務をつかさどる」とされている。つまり、どのタイミングで対策本部を設置し職員を動員するのか、その具体的な設置基準と対策本部の各班（部・課）がどのような業務に従事しなければならないのかを、市町村は「行動計画」の中で具体化しておかなければならない。これは防災の観点で言えば、地域防災計画の中で定めている災

害対策本部の設置基準や災害対策本部の各班の業務である。オールハ
ザードアプローチを実現するためには、当然、事前に検討して定めてお
かなければならない内容である。

　次に、市町村対策本部の組織について、第35条では対策本部の本部長
と構成メンバーについて規定されている。市町村長が本部長、副市町村
長が副本部長、教育長や消防団長、各部の部長級職員が本部員という構
成は、災害対策本部の構成と同様と言えよう。むしろ重要となるのは、
本部長不在時の指揮命令系統、つまり命令権者の職務代行者の設定や、
本部長に適切な助言を行う危機管理監のようなスタッフの配置である。
防災の世界においては、過去の様々な災害教訓から、地域防災計画やそ
れに付随する災害対応マニュアルに記載しておくことが必須とも言える
ものである。同様のことが、健康危機管理においても必要となることは
言うまでもないであろう。

　そして市町村対策本部長の権限について、特措法第36条において、主
に都道府県対策本部長、市町村教育委員会、関係機関等との総合調整の
実施・要請、あるいは情報提供、緊急事態措置の実施状況の報告・資料
の提出、新型インフルエンザ等緊急事態措置の実施に関し必要な要請を
求めることができるとされている。ここで言う「総合調整」が、市町村
対策本部と各行政機関の対策本部とが相互に連携して応急対応のための
必要な活動を行うことだとすれば、実は感染症まん延時の対応をかなり
の程度、基礎自治体が行う必要があると受け取れる。感染症予防では、
都道府県や保健所設置市による広域行政的対応を前提にしていながら、
実のところ感染症対応においては、第1次的責務を市町村には求められ
ていると言えよう。そうであれば、感染症に関する専門性の確保も、市
町村対策本部の組織整備に必要となる。それは、より体制整備という公
助の取り組みの重要性が増すことを意味している。

5　行動計画の主要6項目

（1）予防・まん延防止、医療、国民生活および国民経済の安定の確保

　特措法に基づき定められる「行動計画」について、政府行動計画を見てみると、その構成は「始めに」「新型インフルエンザ等対策の実施に関する基本的な方針」「各段階における対策」の3つの章により成り立っている[11]。第2章の「新型インフルエンザ等対策の実施に関する基本的な方針」は、「目的及び基本的な戦略」「対策の基本的な考え方」「実施上の留意点」「発生時の被害想定等」「対策推進のための役割分担」「行動計画の主要6項目」「発生段階」の7節により構成されている。「行動計画の主要6項目」とは、①実施体制②サーベイランス・情報収集③情報提供・共有④予防・まん延防止⑤医療⑥国民生活及び国民経済の安定の確保である。第3章の「各段階における対策」として設定されている段階は、未発生期、海外発生期、国内発生期、国内感染期、小康期の5つであり、それぞれの段階で「行動計画の主要6項目」が示されている。都道府県行動計画や市町村行動計画も、この政府行動計画を踏襲し策定されることになる。そのため、構成も内容もほぼ同じものとなる。

　実際、都道府県行動計画と市町村行動計画の構成の比較をしてみると、ほぼ全て同じ構成内容となっている。例えば、埼玉県の行動計画と県内3市（さいたま市、川越市、熊谷市）の行動計画の構成は、第1章「はじめに」の構成や、第2章「対策の基本方針」の「緊急事態宣言」の項目の有無を除き同じである（表1）。特に注目したいのが、「行動計

注
11　内閣官房（2017）「新型インフルエンザ等対策政府行動計画」（https://www.cas.go.jp/jp/seisaku/ful/keikaku/pdf/h29_koudou.pdf）最終閲覧日2022年7月22日

画の主要6項目」である。ここの内容こそ、健康危機管理において必要な体制の整備であり、その記載内容は具体的かつ明確なものであることが求められる。しかし、残念ながら、具体的内容はないと言っても過言ではない。防災であれば、地域防災計画の中には、予防として行政が事前にすべき体制整備の取り組みが記載してあり、また発災時の応急対応について、本部の設置や職員参集、本部各班の業務が明記されている。それと比較すると、残念ながら、この行動計画の内容は充実しているとは言い難い[12]。

　それでは「行動計画の主要6項目」の中身を見ていこう。先に④予防・まん延防止、⑤医療、⑥国民生活及び国民経済の安定の確保について見ていきたい。これらは危機管理体制の整備に関する内容ではなく、整備された体制が企画・実施すべき施策に関する内容である。基礎自治体の応急対応はワクチン接種にとどまらず、個人に対しては、健康観察、外出自粛要請、マスク着用・咳エチケット・手洗い・うがい、人混みを避けるといった誘導措置を、地域や職場に対しては、臨時休業、時差出勤、施設利用制限等の要請といった誘導・強制措置を実施しなければならない。例えば、今回の新型コロナ対応では、多くの市町村で予防・まん延防止措置として学校休校を行った。休校判断は各自治体に任されており、「文科省の通知で接触者の出席停止期間が2週間となっていたが、実際には1日〜5日と多くの自治体はケースごとに判断し、短縮している」という[13]。つまり、地域保健において住民にさせる平時の

注――――
12　なお、政府は行動計画における各対策の具体的な内容・実施方法、関係者の役割分担等を示すための「新型インフルエンザ等対策ガイドライン」を策定している。それによれば、サーベイランス、情報提供・共有（リスクコミュニケーション）、水際対策、まん延防止、予防接種、医療体制、抗インフルエンザウイルス薬、事業者・職場における新型インフルエンザ等対策、個人・家庭及び地域における新型インフルエンザ等対策、埋火葬の円滑な実施という10項目で、それぞれガイドラインが示されている。
13　井原慶一（2020）「新型コロナ感染症に対する千葉県内市町村の対応と問題点」『自治研ちば』33 (10)：33。

予防（健康維持・増進）とは別に、危機発生時における市町村の応急対応として、予防・まん延防止の措置が求められている。国から予防・まん延防止措置を求められた際には、市町村はその判断を自ら行われなければならないのである。

　医療については、帰国者・接触者相談センターの設置、情報提供、医療の確保について、実施することとなっている。この中で、今回の新型コロナ対応として行った医療の確保とは、具体的には寄付金や支援金の支給・設置である[14]。例えば、成田市では成田赤十字病院と国際医療福祉大学病院に各1億円を寄付している。千葉市では千葉市新型コロナ医療・介護応援寄付金を創設している。船橋市では空き病床に対し2万円〜2.9万円の補助をしているし、富里市でも2次救急病院に各300万円を支給している（それ以外の病院や薬局にも支給している）。市町村の行動計画では、医療の確保についてほとんど具体的な施策は記載されておらず、医療機関との連携ぐらいしか書かれていない。しかし千葉県内の市町村の例から言えることは、地域医療の中核を担う医療機関が感染症対応に追われて経営難に陥った場合、どう医療機関を金銭的に支援するのかを、医療の確保の中身として検討しなければならないということである。また、医療機関への支援以外にも、千葉市ではドライブスルー方式のPCR検査センターを設置し、鎌ヶ谷市・習志野市・佐倉市・いすみ市などは医師会等が中心にPCR検査センターを設置している。検査体制の拡充について検討し、危機発生時に迅速な検査を可能にすることも、今回の経験から得られた教訓である。

　国民生活及び国民経済の安定の確保についても、事前準備を検討することの重要性は記載されているが、具体的に何を行うのか市町村の行動計画には書かれていない。しかし、ここでも市町村が行うことは金銭的

注
14　前掲注13。

表1　埼玉県行動計画と埼玉県内3市の市行動計画の比較

	埼玉県 2014年1月策定	さいたま市 2014年12月策定	川越市 2014年11月策定	熊谷市 2015年1月策定
第1章 はじめに	1 背景 2 新型インフルエンザ等対策特別措置法の施行と行動計画の作成	1 新型インフルエンザ等対策特別措置法の制定 2 取組の経緯 3 行動計画の作成 4 行動計画の対象 5 行動計画の見直し及び検証等	1 新型インフルエンザ等対策特別措置法の施行 2 行動計画の作成	1 背景 2 新型インフルエンザ等対策特別措置法の施行と行動計画の作成
第2章 対策の 基本方針	1 目的及び基本的な戦略 2 対策の基本的な考え方 3 実施上の留意点 4 発生時の被害想定等 5 役割分担 6 発生段階 7 行動計画の主要6項目 (1) 実施体制 (2) サーベイランス・情報収集 (3) 情報提供・共有 (4) 予防・まん延防止 (5) 医療 (6) 県民生活及び県民経済の安定の確保 8 緊急事態宣言時の措置	1 新型インフルエンザ等対策の目的及び基本的な戦略 2 新型インフルエンザ等対策の基本的な考え方 3 新型インフルエンザ等対策実施上の留意点 4 新型インフルエンザ等発生時の被害想定等 5 新型インフルエンザ等対策推進のための役割分担 6 発生段階 7 行動計画の主要6項目 (1) 実施体制 (2) サーベイランス・情報収集 (3) 情報提供・共有 (4) 予防・まん延防止 (5) 医療 (6) 市民生活及び市民経済の安定の確保	1 対策の目的 2 対策の基本的な考え方 3 対策実施上の留意点 4 発生時の被害想定等 5 対策の役割分担 6 発生段階 7 行動計画の主要6項目 (1) 実施体制 (2) サーベイランス・情報収集 (3) 情報提供・共有 (4) 予防・まん延防止 (5) 医療 (6) 市民生活及び市民経済の安定の確保 8 緊急事態宣言	1 目的及び基本的な戦略 2 対策の基本的な考え方 3 実施上の留意点 4 発生時の被害想定等 5 役割分担 6 発生段階 7 行動計画の主要6項目 (1) 実施体制 (2) 情報収集 (3) 情報提供・共有 (4) 予防・まん延防止 (5) 医療 (6) 市民生活及び市民経済の安定の確保
第3章 発生段階 別の対応	発生段階ごとの対策の概要 1 未発生期（国内・海外未発生 2 海外発生期 3 国内発生期 4 県内発生早期 5 県内感染拡大期 6 小康期	1 未発生期（国内・海外未発生期） 2 海外発生期 3 国内発生早期（市内未発生期） 4 市内発生早期 5 市内感染期 6 小康期	1 未発生期（国内・海外未発生期） 2 海外発生期 3 国内発生早期（市内未発生期） 4 市内発生早期 5 市内感染期 6 小康期	発生段階ごとの対策の概要 1 未発生期（国内・海外未発生 2 海外発生期 3 国内発生期 4 県内発生早期 5 県内感染拡大期 6 小康期

出典：埼玉県、さいたま市、川越市、熊谷市の「新型インフルエンザ等対策行動計画」をもとに筆者作成

支援となる[15]。例えば、市川市のような現金支給（前年度収入500万円以下で２割以上収入が減った住民に市民税相当の額を支給）、あるいは浦安市のような地域応援チケットの配布、勝浦市・成田市・香取市のような商品券配布が、今回のコロナ対応として行われた。また、松戸市では国の貸付制度対象外の生活困窮者に１人20万円貸付をし、富津市や流山市では学生への支援（富津市は大学生・専門学生に一律２万円支給、流山市では授業料支払い困難な学生に対して50万円を上限に年間授業料の半額を支援）をしている。他にも、四街道市や山武市では妊婦への現金支給、八千代市では新生児に現金支給を行った。事業経営者に対しても、中小企業支援金や休業協力金といったかたちで現金支給を行ったほか、融資制度の整備を各市町村は行っている。今の行動計画には書かれてない具体的な支援策が、今回のコロナ対応から明らかとなったのであり、その経験や教訓は、自治体が公助としてすべき施策として、次に活かさなくてはならない。

（2）実施体制、サーベイランス・情報収集、情報提供・共有

　ここまで、「行動計画の主要６項目」に書かれている危機発生時の市町村の応急対応について見てきた。応急対応が迅速かつ適切に行うことができるかどうかは、その実施体制の整備と体制下で行う行政職員の情報処理能力にかかっている。すなわち、主要６項目の①実施体制、②サーベイランス・情報収集、③情報提供・共有が重要となる。

　①実施体制については、発生前の平時の体制では新型インフルエンザ等対策推進会議を開催し事前準備を検討すること、また発生後の体制では新型インフルエンザ等対策本部を設置して対策を練ることが記載され

注
15　前掲注13（P33-35）。

ている。対策本部は、埼玉県であれば埼玉県新型インフルエンザ等専門家会議に対して意見聴取を行い、専門家会議は新型インフルエンザ等出現時の専門的な技術的事項について調査検討等を行って、専門的知見を対策本部に助言する。なお、この専門家会議は医学・公衆衛生学、法律等について学識経験を有する専門家で組織される。市町村でも発生前と後とで、それぞれ同様の体制をとっており、基本的には専門家会議と同じような協議体との間で意見聴取・助言が行われる。しかしながら、市町村によっては協議体の存在が記載されておらず、専門家との間で意見聴取・助言のやり取りを行うことが明記されていないところもある。対策本部に欠けている専門知を補う体制が、必ずしも整備されていない点は大きな課題である。

　さらに体制について指摘をすると、自治体間で感染症の対策本部の事務局を担当する部署が異なっている。先程と同様に埼玉県と県内３市を例にあげると、埼玉県やさいたま市では防災以外の危機管理の部署が新型インフルエンザ等対策本部の事務局を担当している。熊谷市では防災の部署が災害対策本部と同様に事務局を担い、そして川越市では地域保健（公衆衛生）の部署が対策本部の事務局を担っている。また現在の計画では、県に対策本部が設置されても、市町村が本部を設置するかどうかは「必要に応じて」の判断になり、設置を判断しても対策本部ではなく警戒本部の設置となる（表２）。市町村が対策本部を設置するのは、国の緊急事態宣言が出てからである。対策本部の事務局機能を担う部署が、市町村によって異なっていることと合わせて考えると、現在の体制は、県と市町村との間で不一致を起こしており、広域自治体と基礎自治体、基礎自治体間での組織の標準化（統一化）という点で、今後大きな問題を生じさせることになるかもしれない。

表2　埼玉県と埼玉県内3市の対策本部設置基準と事務局の比較

	埼玉県	さいたま市	川越市	熊谷市
発生前	県対策推進会議が事前準備の進捗を確認。危機管理防災部や保健医療部を中心に関係部局の連携を確保。県内各市町村や事業者との連携を強化。	さいたま市の計画では、特に会議体は定めはない。	庁内推進会議で事前準備の進捗確認、関係機関との連携強化（事務局は保健医療部保健医療推進課）。	庁内連絡会議により事前準備の進捗を確認し、危機管理課や健康づくり課を中心に関係部局の連携を確保、県との連携を強化。
発生後	新型インフルエンザ等が発生し、政府対策本部が設置されたときは、対策を推進するため、知事および各部局長からなる県対策本部（本部長：知事）を設置。県内の対策の総合的な推進を図る（事務局は危機管理防災部危機管理課、防災は災害対策課）。	政府対策本部の設置に伴い、県が対策本部を設置した場合、「さいたま市危機警戒本部」または「さいたま市危機対策本部」を設置する。局・区役所等および関係機関等との総合的な連絡調整を行う（事務局は危機管理部危機管理課、防災は防災課）。	県の対策本部が設置された場合、必要に応じて、市警戒本部を設置する（事務局は保健医療部保健医療推進課、防災は防災危機管理室防災課）。	新型インフルエンザ等が発生し、政府対策本部及び県対策本部が設置された場合、状況に応じて市対策本部(本部長：市長)を設置。市内の対策の総合的な推進を図る（事務局は危機管理課、防災も同課）。
	政府対策本部長が本県を対象区域として緊急事態宣言を行った場合、政府対策本部の基本的対処方針に基づき本県の対策を検討し、実施する。	政府対策本部が新型インフルエンザ等緊急事態宣言を発令した場合、特措法第34条及び「さいたま市新型インフルエンザ等対策本部条例」に基づき、市対策本部を設置する（事務局は危機管理課）。	国から緊急事態宣言が出た場合、市対策本部を設置する（事務局は保健医療部保健医療推進課）。	政府対策本部長が埼玉県を対象区域として緊急事態宣言を行った場合、市対策本部を設置。政府対策本部の基本的対処方針に基づき本市の対策を実施（事務局は危機管理課）。

出典：埼玉県、さいたま市、川越市、熊谷市の「新型インフルエンザ等対策行動計画」をもとに筆者作成

　次に、②サーベイランス・情報収集と③情報提供・共有について、前者は主に情報を収集して分析しデータ化することであり、後者は関係機

関と情報を共有し、マスコミやSNSを利用した住民への情報提供手段を確保することが主な取り組みとなる。しかし、ここでも具体的な内容はほぼ記載されていない。例えば、サーベイランス・情報収集については、「サーベイランス体制（情報分析体制）を整える」とか、「迅速かつ定期的に情報提供することにより医療機関における診療に役立てる」といったことしか書かれておらず、具体的に誰（どこの部署）が何をどうするのかまでは、検討されていない。情報提供・共有についても、その体制や提供手段の確保、あるいは情報提供の重要性について説明がされているが、具体的な施策として書かれているものは「広報担当者を設置する」「相談窓口を設置する」「テレビ、新聞等のマスメディアやインターネットを含めた多様な媒体を用いる」程度であり、これも誰が何をどうするのか不明確である。

　もし災害対策のノウハウの活用を健康危機管理にも取り入れて、オールハザードアプローチとして今後の感染症対策を論じるのであれば、少なくとも、体制の整備と情報収集・共有・提供の問題はセットで扱わなければならない。一般行政職員の危機対応業務とは情報処理（情報の収集・整理・分析）である[16]。対策本部の情報処理能力を高めるためにも、各部署の職員の動員、組織全体のマネジメント（人的資源管理）が行動計画、あるいは行動計画に付随する行動マニュアルやBCP（Business Continuity Plan：業務継続計画）には必要不可欠となる[17]。残念ながら、現在の行動計画では、それらの内容が十分に練られているとは言い難い。また危機発生時の情報処理能力や組織マネジメント力を上げるには、研修や訓練によりそのノウハウを身につける必要がある。防災においてですら、市町村の防災研修・訓練の実施が不十分であると言われる

注──
16　飯塚智規（2020）「非常時に対応できる組織の整備と職員の育成」『季刊　行政管理研究』（172）：4。
17　前掲注16（P12）。

状況で、感染症対策としてどれほど研修・訓練が行われるのか、疑問が
残る。

❖ 本章のまとめ

　この章では、地域保健・公衆衛生の観点から新型コロナウイルス感染
症への対応を検討するために、地域保健という政策分野を構成する法律
と、それに基づき地方自治体が作成する計画を確認した。その結果、予
防と応急対応が連続性のない断絶した政策となっていることを説明し
た。この断絶により、健康危機管理の構築、あるいはオールハザードア
プローチの導入は困難であることが予想される。地域保健（公衆衛生）
という政策文脈における感染症対策は、健康の維持・増進の政策に位置
付けられており、防災のような危機管理の対策とは異なるものであっ
た。感染症の平時の対策は「感染症にかからないための予防」であり、
そのためには「健康を維持し増進させること」が対策の中身となる。地
域保健に関する法律では、感染症法も含め、基礎自治体に対して何らか
の計画を策定して実行するような規定はない。感染症の専門性と広域性
を前提にした広域自治体による対応を想定したものになっている。

　それでは、基礎自治体が感染症対応の第1次的責務を負わなくてよい
かと言えば、実はそうではない。ワクチン接種に関しては、予防接種法
により、基礎自治体が実施主体として第1次的責務を負うことになって
いた。そして特措法では、市町村行動計画の作成が義務付けられてい
る。「行動計画の主要6項目」の中には実施体制、サーベイランス・情
報収集、情報提供・共有の整備が求められており、感染症における危機
管理の体制整備を行われなければならないことが明らかとなった。地域
保健法による厚生労働大臣の「地域保健対策の推進に関する基本的な指
針」でも、2022年2月1日の改正で「健康危機管理」として体制整備が

強く強調されることになった。基礎自治体でも感染症時の全庁的体制の整備、優先業務の精査、住民への情報提供内容の検討やそのための方法の整備、平時から緊急時への体制の切り替えの基準の設定といった、行政の取り組みとして検討しなければならないことが多く存在する。災害対応と同様の備えの検討が、今後の基礎自治体には求められる。

　今後の地域保健政策には、２つの方向性が考えられる。１つは、感染症対策を地域保健の政策文脈から切り離し、防災とセットにしたオールハザードアプローチへの移行である。もう１つは、既存の地域保健の政策文脈の中で、自助・共助である住民の健康維持・増進という政策目標に加えて、公助である事前対策（予防）・応急対応の整備を行政の政策目標に付加し、並行して行うことである。そのためには、特措法に基づく行動計画が有効性や具体性のある計画となり、その実効性が確保されなければならない。ただし、いずれの方向性に舵を取っても、地域防災のように自助・共助・公助の協働の理念（政策目標を公民で共有し、目標を達成するためにそれぞれが協力して活動する）と、予防・応急の対策をセットにすることが求められることには変わりないであろう。

　現在のところ、基礎自治体によって健康危機管理の体制（事務局の部署）は異なっている。広域自治体の対策本部と事務局の部署が一致していない場合もある。防災では、受援計画（応援職員等を受け入れるための計画）の策定に基づき、受援班と担当者を設置することで受援体制を整備し、広域自治体と基礎自治体の防災体制の一致を推進している[18]。感染症においても、防災同様に体制一致が必要となることが考えられる。職員研修による問題意識の向上、本部運営能力の向上が必要なことも防災と同様である。健康危機管理の構築のため、基礎自治体は自らの体制

注—————
18　飯塚智規（2022）「市町村に求められる新たな防災体制＝受援体制の登場とその課題－国・広域
　　自治体による支援体制と合致するために－」『法政治研究』（８）

を整備し、情報処理能力を身につけなければならない。それが、オールハザードアプローチである。

参考・引用文献

・飯塚智規（2022）「市町村に求められる新たな防災体制＝受援体制の登場とその課題－国・広域自治体による支援体制と合致するために－」『法政治研究』（8）：63-92。
・飯塚智規（2020）「非常時に対応できる組織の整備と職員の育成」『季刊　行政管理研究』（172）：4-13。
・一般財団法人 厚生労働統計協会（2021）『厚生の指標増刊　国民衛生の動向2021/2022』68（9）。
・一般財団法人 厚生労働統計協会（2020）『厚生の指標増刊　国民衛生の動向2020/2021』67（9）。
・井原慶一（2020）「新型コロナ感染症に対する千葉県内市町村の対応と問題点」『自治研ちば』33（10）：32-35。
・川越市（2014）「川越市新型インフルエンザ等対策行動計画」。
https://www.city.kawagoe.saitama.jp/shisei/seisakushisaku/hoshinkeikaku/hoken-iryo-fukushi/influ_plan261225.files/influ_plan.pdf
・関西大学編（2021）『新型コロナで世の中がエライことになったので関西大学がいろいろ考えた。』浪速社。
・熊谷市（2015）「熊谷市新型インフルエンザ等対策行動計画」。
https://www.city.kumagaya.lg.jp/kenkouhukushi/kenkohoken/jogyoannai/kansensyouinfo/Influenza/infurukoudoukeikaku.files/kumagaya_infurukoudoukeikaku_h27.pdf
・厚生労働省（2022）「地域保健対策の推進に関する基本的な指針（平成6年厚生省告示第374号）」。
https://www.mhlw.go.jp/content/10900000/000905616.pdf
・厚生労働省（2021）「感染症の予防の総合的な推進を図るための基本的な指針」。
https://www.mhlw.go.jp/web/t_doc?dataId=79999471&dataType=0&pageNo=1
・厚生労働省（2014）「予防接種に関する基本的な計画」。
https://www.mhlw.go.jp/stf/seisakunitsuite/bunya/kenkou_iryou/kenkou/kekkaku-kansenshou/kihonteki_keikaku/index.html

・厚生労働省（2012）「国民の健康の増進の総合的な推進を図るための基本的な方針」。
https://www.mhlw.go.jp/web/t_doc?dataId=00008210&dataType=0
・厚生労働省（2012）「地域保健対策の推進に関する基本的な指針について」。
https://www.mhlw.go.jp/file/06-Seisakujouhou-10900000-Kenkoukyoku/0000049512.
pdf
・埼玉県（2014）「埼玉県新型インフルエンザ等対策行動計画」。
https://www.pref.saitama.lg.jp/a0701/newinflu/newflu-koudoukeikaku.html
・さいたま市（2014）「さいたま市新型インフルエンザ等対策行動計画」。
https://www.city.saitama.jp/002/001/008/002/005/001/p005535_d/fil/
koudoukeikaku.pdf
・齋藤智也（2021）『新型インフルエンザ等対策特別措置法の意義と今後の課題』
『公衆衛生』85（4）：249-253。
・篠崎英夫 編（2016）『衛生行政大要 改訂24版』日本公衆衛生協会。
・新型インフルエンザ等に関する関係省庁対策会議（2022）「新型インフルエンザ
等対策ガイドライン」。
https://www.cas.go.jp/jp/seisaku/ful/keikaku/pdf/r040630gl_guideline.pdf
・曽我謙悟（2021）「行政学から見た保健「と」公衆衛生」『公衆衛生』85（11）：
710-711。
・高鳥毛敏雄（2021）「COVID-19に対応した日本の公衆衛生体制とその到達点：自
治体と保健所の現状と課題」『月刊 自治研』63（745）：35-43。
・武田文男（2022）「感染症等の危機に対する法制度・体制の見直し」『公衆衛生』
86（7）：570-579。
・内閣官房（2017）「新型インフルエンザ等対策政府行動計画」。
https://www.cas.go.jp/jp/seisaku/ful/keikaku/pdf/h29_koudou.pdf
・日本口腔衛生学会地域口腔保健委員会（2012）「「公衆衛生」「地域保健」「口腔保
健」の定義」。
http://www.kokuhoken.or.jp/jsdh/statement/file/statement_20120130.pdf

第Ⅲ部
自治体情報と市民行動への影響

第6章

自治体による情報提供と住民の行動変容
―代表官僚制論からの接近

❖ 本章の目的

　本章では、新型コロナウイルス感染症対策を事例に、行政の危機管理対応の中心主体である自治体による情報提供が住民の行動変容に与える影響について検討を行う。具体的には、新型コロナウイルス感染症という新たな危機に対して、自治体のどのような情報提供が手洗いやマスクなどの日常行動に加え権利制限に関わる住民の行動変容に影響を与えるのか、オンラインサーベイ実験により明らかにし、今後、自治体においてどのような形での情報提供を行っていくのがよいのかについての示唆を得ることを目的としている。

　2019年末に発生したコロナ禍により、翌年３月に新型インフルエンザ等対策特別措置法が改正され、同法に基づいて国から緊急事態宣言が発せられた。この緊急事態宣言は、国ではなく各都道部県知事に対して私権制限をも可能とする権限を付与している。一方で、政府の新型コロナウイルス感染症対応に関するこれまでの論考の多くは国を検証の対象としており、自治体レベルでの議論や検証は比較的手薄な状況となっている。

　これまで、自治体の危機管理の研究や現場では災害時の避難指示など、情報をどのように伝えると最も効果的かについて試行錯誤が続いている。後に触れるように近年では行動経済学を用いた避難情報の提供に関する実験も災害多発地帯で試みられている。

　そこで本章では、代表官僚制論（Representative Bureaucracy）やジェンダーリーダーシップ論と呼ばれる理論とサーベイ実験という手法を組み合わせ、新型コロナウイルス感染症対応において自治体の「誰の」情報提供が住民の行動変容の度合いに影響を与えるのかについて分析を試みる。代表官僚制論は、政府や自治体の官僚集団の社会的属性が政策の対象となる住民の意向や行動特性に与える影響に注目した理論であり、海外では警察官やケースワーカーなど、現場職員（street level bureaucracy）を事例にした研究の蓄積が豊富である。これまでの代表官僚制論の知見の上に、サーベイ実験という手法を組み合わせながら、より有効な情報提供の在り方についての示唆を得るための検討を行っていく。次節では、政府の新型コロナウイルス感染症対策がソフトアプローチに偏っている点を明らかにする。その上で、第2節では災害時の避難行動や新型コロナウイルス禍でのソーシャルディスタンスや外出抑制など、住民の行動変容に関わる理論について検討した後、第3節でオンラインサーベイ実験について詳述し、最後に結果から得られる示唆についてまとめる。

1　日本の新型コロナウイルス感染症対策の特徴の把握

　中国の武漢に端を発した新型コロナウイルスの感染拡大は、2020年の春先以降の厳しい渡航・入国制限を経て、国ごとの対応が行われた。各国の新型コロナウイルス感染症への政策対応を検討する際には、各国政府の「戦略や政策」「医療や検査に関する能力・資源」、高齢化率などの「政策パフォーマンスを規定する環境条件」、検査数などの「政策のアウトプット」、そして感染者数などの「政策のアウトカム」に腑分けして検討することが有益である（George et al. 2020）。

（1）政策、能力、環境、アウトプット・アウトカム

　最初のコロナ感染症対応の「戦略や政策」については、オックスフォード大学が各国の政策の厳格性指標（Government Response Stringency Index）を作成して公表している。この厳格性指標は各国で公表されている21種の情報を基に作成されており、学校の閉鎖や移動制限などの封じ込め策に関する指標が8、特定給付金などの経済支援策に関する指標が2、検査体制や医療供給策に関する指標が7、ワクチン接種施策に関する指標が4となっている（Hale et al. 2022）。

図1　各国政府のコロナ感染症対応策の厳格性

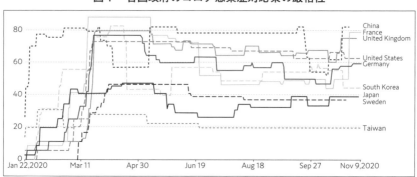

出典：The Oxford COVID-19 Government Response Tracker

　図1が、この指標を基にした中国、フランス、イギリス、アメリカ、ドイツ、韓国、日本、スウェーデン、そして台湾の2020年1月から11月までの取り組みの厳格性指標（100が最大値）である。日本の位置付けは、全国に緊急事態宣言が発令された4月16日から5月25日までの間を含め、各国に比して厳格性が低いことが分かる。

　2020年4月に政府の緊急事態宣言により各都道府県知事が外出自粛や休校、商店や施設の使用制限の「要請」を行ったが、各国が実施したロックダウン（都市封鎖）と異なり、「要請」や「指示」に従わない場

合の罰則は設けられていなかった（2021年の特措法改正により罰則規定が
設けられた）。欧州ではスウェーデンの独自の取り組みが注目されたが、
日本や韓国、台湾でもロックダウンは実施されなかった。一方で韓国は
2015年に発生したMERS（中東呼吸器症候群）、台湾は2003年に発生した
SARS（重症急性呼吸器症候群）の経験を有していることもあり、政策対
応の迅速性（agility）が高かったことも指摘されている（Moon 2020）。
また、徴兵制を敷いている国では軍隊で集団生活を送るため感染症対策
の経験を国民の多くが共有しているとの指摘もある（清 2020）。

　医療や検査に関する能力・資源については、アメリカなど健康保険制
度が浸透していない国々での医療格差に比べ、国民皆保険制度が新型コ
ロナウイルス対策においても重要な基礎資源になっている。イギリスも
公的負担健康保険サービスであるNHS（National Health Service）を有し
ているが、イギリス政府が外出自粛の呼びかけとして「Stay Home
->Protect the NHS->Save Lives」と、医療従事者のみならず保険を含
めた医療制度全体への負荷を回避することを重視したメッセージを呼び
掛けていたことは、危機対応の行政への負荷回避の観点からも示唆的で
ある。

　皆保険制度という優れた制度に比して、検査体制が整わず検査数の少
なさが感染状況全体の捕捉を難しくしているとの指摘は根強かった。病
床数に関しては、日本と海外では区分が異なるため厳密な比較が難しい
が、人口比では世界でも有数である（OECD 2021a）。またCTスキャナー
の普及率も日本が突出して高く、肺炎の早期発見につながり、検査数が
伸びないにもかかわらず重症率や死亡率を低く抑えることにつながった
との指摘もある（OECD 2021a）。なお、各国でのコロナ致死率の地域間
格差を検討したOECDのレポートでは、保健行政の分権性が医療アクセ
スの偏在性と関係していることを指摘している（OECD 2021b）。

　新型コロナウイルス対策を規定する重要な環境条件として高齢化率が挙げられるが、日本の高齢化率は約28％（2020年）であり、世界有数の超高齢社会である。その他の環境条件として喫煙率や貧困率があるが、喫煙率はOECD加盟国中ほぼ平均であり、貧困率については相対的貧困率が上昇しているものの、絶対的貧困率は他国に比べて低い。環境面では、超高齢社会という悪条件の中での対応であった。

　新型コロナウイルス感染症対策の重要なアウトプット指標がPCR検査数であるが、OECDの調査では2020年4月から5月にかけての日本の人口比の検査数はOECD加盟国平均の1割以下であった（OECD 2020）。一方で検査によって判明する感染者数は人口比では中国や韓国より多いものの、アメリカやヨーロッパ諸国よりは低い数字となっている。結果として、新型コロナウイルス感染症対策の重要な政策アウトカムである人口比の死亡者数や致死率はともに低くなっている。検査数の少なさから感染者の捕捉漏れによって「隠れコロナ死」の可能性が指摘されていたが、2020年は大幅な超過死亡は観察されなかった。

　上記のように日本の新型コロナウイルス感染症対策を政府のもつ「戦略や政策」「医療や検査に関する能力・資源」「政策パフォーマンスを規定する環境条件」「政策のアウトプット」と「政策のアウトカム」の各側面から検討を行うことにより、日本の取り組みの特徴が浮かび上がってくる。

　日本では多くの国が実施したようなロックダウン（都市封鎖）と異なり、緊急事態宣言に基づく各都道府県知事による「要請」が中心であった。加えて、韓国のように感染者の濃厚接触者の特定を携帯電話の位置情報を使ってプライバシーにまで踏み込んだ調査は行われていない。さらには日本では新型コロナウイルスが2類相当の指定感染症となったため感染者は保健所長から入院の「勧告」を受けるが、2021年の感染症法

改正までは入院の措置に従わない場合でも罰則が存在しなかった。日本の取り組みは、MERSやSARSなど近年の感染症対策の経験を有している韓国や台湾と同様にソフトアプローチ（less coercive model）であり、加えてITを駆使した濃厚接触者の特定と大規模な検査体制を敷いた両国と比べ、対症療法的な政策（reactive approach）に終始したことが特徴である。

　しかしその結果は、超高齢社会という大きなハンデがある中で、人口比での感染者数や死亡者数は各国と比べても低く、大幅な超過死亡も観察されなかった。日本の新型コロナウイルス感染症対策は、超高齢社会という悪条件のもと、厳格な隔離政策もとらず検査体制も整わない中で、「奇妙な成功（working anyway）」とも呼べる状況となっている（Sposato 2020）。この「奇妙な成功」の要因である「ファクターX」についてマスク着用文化やBCG接種の影響など様々な仮説が指摘されているが、要因は1つであるとは限らない。実際には衛生環境面や文化的側面、遺伝的要因など異なる種類の要因が相互に絡み合っているのが現状であろう。

（2）「道徳的説得」と人海戦術、最大動員

　ここでは、「奇妙な成功」を導いた様々な「ファクターX」の内、本章のテーマと関連する要因として「道徳的説得（moral suasion）」による誘導と社会動員、そして行政の「人海戦術」の2点を指摘したい。

　ハーバード大学歴史学教授のアンドリュー・ゴードン（Andrew Gordon）は、強制力に基づかない緊急事態宣言を多くの日本人が聞き入れた背景として、「道徳的説得（moral suasion）」の存在を指摘する（Gordon 2020）。Moral suasionは「教化」とも訳され、説き教えて感化し人びとを仏道に導く意味として用いられるが、社会にある様々な団体

を通じて人びとを啓発し「望ましい」方向に社会全体を説得し動員する
方法であるとされる。社会にある様々な団体や組織を通じた説得や動員
の具体的事例は、戦前や戦中のみならず、戦後においても1970年代オイ
ルショック時の省エネの呼びかけ、2011年の東日本大震災後の節電への
取り組みなどでも見られた。また、行政手続法が制定される前までの所
管省庁による企業などへの不透明な「行政指導」も、法的な裏付けのな
い説得や誘導であったと言える。

　2020年の新型コロナウイルス感染症対策でも、「新型コロナウイルス
感染症対策の基本的対処方針」において、事業者及び関係団体は、業種
や施設の種別ごとにガイドラインを作成するなど、自主的な感染防止の
ための取り組みを進め、その「順守」が強く求められた。政府は「対策
を実施するにあたって準拠となるべき統一的指針」として「方針」を作
成し、この方針の中で各団体がガイドラインを作成し「自主的な」取り
組みを進めることを求めている。ガイドラインの内容の作成を求めるの
はあくまでも事業者の関係団体であり、順守を求められるのは構成員と
いう位置付けであり、「方針」によって「ガイドライン」を「自主的」
に順守することを社会を構成する様々な団体に対して促すことにより、
社会的な動員を図った事例と言える。

　関連して、SNSによる「自粛警察」騒動は、「個人」を自由に発信で
きるようになったとされる新しいコミュニケーションツールを通じて、
伝統的な説得や動員の方法である「道徳的説得（moral suasion）」がむ
しろ再生・強化された現象でもあった。

　2点目として行政上の要因として指摘できるのが、自治体による「人
海戦術」である。新型コロナウイルス感染症の対応にあたる保健所で
は、通常業務に加え住民からの電話相談、PCR検査対応、感染者の受診
調整、濃厚接触者の特定などの積極的疫学調査、クラスターが発生した

病院の患者の転院調整など多岐にわたる業務が発生した。全国の保健所数は平成の市町村合併により大幅に減少したが、自治体の保健師総数自体は増加傾向である。しかし保健師の配置は保健所ではなく本庁の介護保険部門、国民健康保険部門、福祉部門、児童福祉部門での増加が顕著であり、感染症対策の要となる保健所の保健師数は頭打ちとなっていた。そのため、新型コロナウイルス感染症対策による時間外労働（残業）が「過労死」ラインとされる月100時間を超える職員が各保健所で相次ぎ、過酷な勤務状況が続いた。

　また、緊急経済対策である特別定額給付金の支給事務についても、緊急事態宣言の最中、多くの自治体で職員総出の「人海戦術」がとられたのは記憶に新しい。自治体の総職員数は1994年の約328万人をピークにその後の20年間で約17％減少しているが、この間に警察職や消防職の定員は増えているため、一般行政職に限っては4分の1近い23％の削減となっている。新型コロナウイルス感染症対策、そして経済対策の「現場」である保健所や自治体では、大幅な超過勤務や職員総出による人海戦術など、ぎりぎりの対応が続いたのである。

　他国のような強制的な方策によって行動を制限できない中でとられた「道徳的説得」による社会的動員は、「人海戦術」を迫られた政府や自治体が直面している物的、人的資源の不足と裏腹の関係にある。定員抑制によって長い間「小さな政府」であることを迫られてきた日本の官僚集団の活発な活動を支える仕組みとして村松（1994）は「最大動員システム」の存在を指摘している。省庁の管轄ごとに構成されている業界団体にガイドラインの作成・順守を競争的に促し、また自治体に特別定額給付金の事務を委任（ただし特別定額給付金の事務は法定受託事務ではなく自治事務であった（川手 2021））するというこれまでの手法を駆使して、新型コロナウイルス感染症対策という新たな政策課題を乗り切ろうとし

た。ゴードンの指摘する「道徳的説得」の背景には、それを可能とする、あるいはその方法しか選択し得ない日本の行政上の特徴と理由が存在していたのである。

2　行政からの要請と住民の行動変容：理論と実践

　災害対策の主な公的主体は自治体（都道府県、市町村）であり、住民の生命、身体、財産を災害から保護するため各自治体は地域防災計画を策定し、災害時には計画に基づいて活動を行う責務を有している。また気象状況の悪化や災害の恐れがある場合に出される避難指示は市町村によって発令されるなど、特に基礎自治体の役割と責任が大きい。

（1）防災と自治体の情報提供

　風雨災害や地震による津波などの災害では、災害が発生するまでに一定の時間的猶予があるため、発災前に自治体から多くの災害情報や避難情報が住民に提供される。しかし、災害情報や避難情報に触れた住民が必ずしも避難行動を直ちに起こすわけではなく、結果的に避難遅れによって被害が拡大する例が後を絶たない（広瀬 2004）。この背景として正常性バイアスという認知バイアスの問題が指摘され、避難行動へとつながる災害知識や災害意識の向上の検討が行われてきた（片田 2012；野上 2021）。

　さらに近年では、本章でも分析手法として採用する実験アプローチを用いて、行動経済学の視点から情報提供のコンテクストと避難行動という行動変容の関係の検討が行われている。現在バイアスや損失回避バイアス、周囲の行動や社会規範などが避難行動に影響を与えるのであれば、これらを考慮したメッセージが避難行動の促進につながる可能性がある。相次いで豪雨災害に襲われた広島県で2017年に行われたランダム

化比較実験では、異なるメッセージをランダムに被験者に与え、避難意思への影響の分析が行われている。その結果、「これまで豪雨時に避難勧告で避難した人は、<u>まわりの人が避難していたから避難したという人がほとんどでした。あなたが避難しないと人の命を危険にさらすことになります。</u>」という、社会規範と損失を強調したメッセージが最も避難行動の意思を強くすることが明らかとなっている（大竹・坂田・松尾2017）。広島県ではこの実験結果を受けて、率先避難を強調したチラシやポスターの作成を行っている（図2）。

図2　広島県の避難行動を促す啓発ポスター

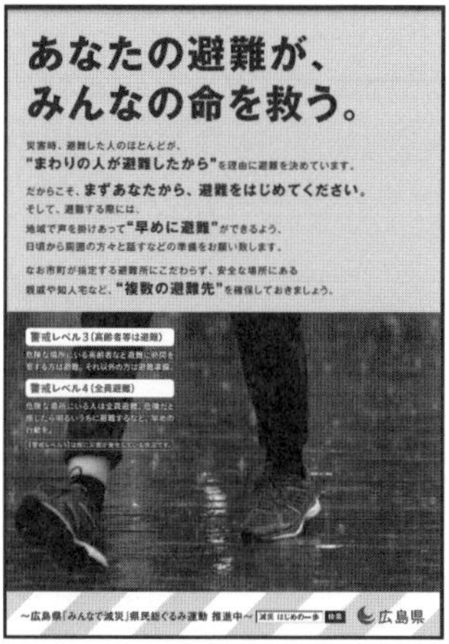

出典：広島県HP

この広島県の事例に限らず、防災の分野ではどのような情報提供が実際の行動変容につながるのかについての豊富な蓄積があるが、政府の新型コロナウイルス感染症対策においても手洗いの励行やマスクの着用、ソーシャルディスタンスの確保、旅行の自粛など、公共政策上の非医学的介入（Non-pharmaceutical Intervention）は対象者の行動変容を前提とした取り組みとなっている。各国では強制的な都市封鎖（ロックダウン）

が行われ、行動変容の実行可能性を担保するため違反者には罰則が科され、警察による取り締まりが強化された。

（2）介入効果、情報効果と行動変容

　では、このように行動変容を迫る新型コロナウイルス感染症対策が、移動の自粛など実際の効果をもたらしたのだろうか。流行初期の2020年３月にロックダウンを実施したデンマークと、ロックダウンを実施しなかった隣国のスウェーデンの消費行動を比較したAndersen et al.（2020）は、繁華街のレストランなどの営業停止に伴いデンマークでは若年層が消費行動を控えた一方で、高齢層はロックダウンを実施していないスウェーデンの高齢層よりも消費を控えていないことを明らかにした。レストランや商業施設の閉鎖により若年層が外出を控えた一方で、若年層が繁華街から消えたためより安全になった街中へ高齢層が外出する誘因が働いたと分析している。一般的に高齢者層は感染症に対してより脆弱であるためコロナ対策の主要なターゲットであるが、この結果は必ずしも政府の意図どおりに行動変容が起こらないことを物語っている。

　スマートフォンの位置情報をもとに日本の緊急事態宣言による行動変容を分析した渡辺（2021）は、緊急事態宣言による大学のキャンパス閉鎖、商業施設の営業停止などにより外出抑制の効果が最も高かったのは20代であるのに対し、60代超の高齢者は緊急事態宣言の影響を若年層ほど受けていないことを指摘している。同様に2020年２月中旬から４月中旬の外出抑制効果を検討した廣井（2020）は、緊急事態宣言以前から既に自主的な外出抑制が行われていたため宣言による観光やレジャー目的の外出への抑制効果は通勤目的の外出抑制効果よりも低かったことを明らかにしている。

　これらの分析が示唆しているのは、行動変容は緊急事態宣言や海外で

のロックダウンなど政府による直接の介入による効果のみならず、マスコミで報道される新規感染者数や重症者数、死者数などの情報に触れることによって感染に対する恐怖心を持ち、行動を政府の介入策に関係なく自発的に変化させることによっても発生し得るということである。渡辺（2021）は、ある時点で緊急事態宣言が発出されている地域と発出されていない地域の行動変容の度合いを同時に測定することにより、直接の介入の効果と情報による外出抑制効果の識別を試みた。2020年4月7日に発出された最初の緊急事態宣言は、対象地域が埼玉県、千葉県、東京都、神奈川県、大阪府、兵庫県、福岡県であった。4月16日に全国に拡大される前は、例えば千葉県では緊急事態宣言という介入効果に加え、マスコミによる感染拡大状況に触れる情報効果の両方の効果が存在する。一方で隣接する茨城県は緊急事態宣言の対象となっていないことから介入効果は存在せず、情報効果のみが存在する。よって両県の住民が同じ情報量に触れていると仮定すると、両県の外出抑制の度合いの差が緊急事態宣言という政府の直接の介入効果となる。

　2021年度の政府の経済財政白書では、渡辺（2021）の分析を基にして2020年2月下旬から2021年7月までの東京都の外出自粛率の分析を行っている。2020年4月の1回目発出時の自粛率は約23％であり、その内10％から13％が感染者数の増減による情報効果で説明され、7％強が宣言による直接の介入効果と宣言のアナウンスによる情報効果と推定された。しかし、2回目、3回目の緊急事態宣言では特に情報効果の影響が小さくなり、感染者数の動向などへの反応が徐々に薄くなっていたことが明らかになっている（図3）。

　これら一連の研究が示すのは、政府による直接の介入効果以上に、情報の提供の在り方が新型コロナウイルス対策においても住民の行動変容に重要であるということである。情報提供のコンテクストと行動変容の

図3 スマートフォンの位置情報データを用いた東京都の外出自粛率の要因

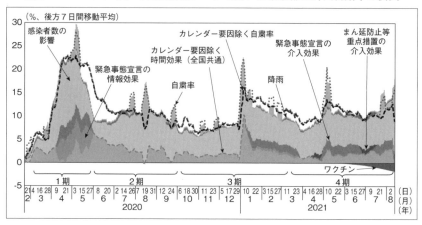

出典：内閣府（2021）「令和3年度　年次経済財政報告」

関係に着目する行動経済学を用いたコロナ感染症対策についても、研究と実践の蓄積が進みつつある（Bavel et al. 2020；環境省 2020）。

3　自治体の「誰からの」協力要請メッセージが重要か

　ここまでの検討で、日本の新型コロナウイルス感染症対策の特徴はソフトアプローチが中心であること、また行動変容には政府側の直接の介入以外にも、情報の流通が重要であることが明らかとなった。このことを前提に、本節では、代表官僚制論（Representative Bureaucracy）と呼ばれる理論とサーベイ実験という手法を組み合わせ、新型コロナウイルス対応において自治体の「誰の」情報提供が住民の行動変容の度合いに影響を与えるのかを検討していきたい。代表官僚制論は、政府や自治体の官僚集団の社会的属性が政策の対象となる集団である住民の意向や行動特性に与える影響に注目した理論であり、国内の研究では中央官僚の出身階層やライフコースの検討が行われてきたが、海外では警察官やケースワーカーなど、現場の職員（street level bureaucracy）を事例に

した実証研究の蓄積が豊富である（中道 2007）。また、実証の方法についても政府側の社会的属性が住民側の態度や政府活動に対する評価に影響を与えるのかについて、サーベイ実験を用いた実証研究が盛んとなっている（James et al. 2017）。

（1）代表官僚制論、ジェンダーリーダーシップ論

　代表官僚制論の研究は、イギリスの公務員の社会階級に関するキングスレイの一連の研究に端を発しており、公務員集団が市民の社会的属性を反映させることに様々な利点があることを主張している（Medina & Azevedo 2021）。特に、女性を含むマイノリティの代表性が政策効果に及ぼす影響について多くの研究が行われている。近年では、官民協働やコロナ感染症対策などの危機管理と代表官僚制の関係についての検討が行われている（Bauer et al. 2020；Park 2021）。この内、シンボリックアプローチと呼ばれる代表官僚制の議論では、女性などのマイノリティを前面に出すことによって、具体的な政策展開が弱い場合でも、代表された集団（この場合、女性）に所属する住民の態度や行動を変えるメッセージに変換できると主張する（Riccucci et al. 2016）。このシンボリックアプローチによる代表官僚制の議論は、特に日本のような女性の社会的地位が国際的に見て低い国では重要である。加えて、新型コロナウイルス感染症対策で非強制的な手段にしか頼ることができない状況では、政策の正統性（legitimacy）を高め住民の自発的な協力の引き出しが特に重要となる（Christensen & Laegreid 2020）。

　代表官僚制の議論と関連して、各国の新型コロナウイルス感染症対策で注目を集めたのが、女性の政治リーダーの活躍である（UN Women 2020）。ドイツ、デンマーク、フィンランド、アイスランド、台湾など女性が政治リーダーの国々では、各対策の有効性や迅速性、また透明で

思いやりのある情報の伝達などが称賛された。政治リーダーシップにおけるジェンダーとパフォーマンスとの関係はこれまでにも盛んに議論されてきた研究テーマである。しかし、発揮されるリーダーシップはジェンダーのみならず、政治的、経済的、文化的文脈に規定されるため、関係の検証は容易ではない。

　新型コロナウイルス感染症対策と女性のリーダーとの関係については、女性リーダーに特有のリーダーシップの特徴の影響が指摘されている（Anderson 2020；Bauer et al 2020）。具体的には、女性のリーダーは力強さ（emphatic）、謙虚さ（humble）、思いやり（caring）、支援的（supportive）、関係的（relational）、共同体的（communal）、学びへの姿勢（willing to learn）といった特性を有しており、さらに感染症などの公衆衛生上の危機の場合は、戦争などで男性的な強さが求められるのと違い、思いやりなどの女性的特性の発揮が求められるとされる（Johnson & Williams 2020）。代表官僚制論、また政治リーダーシップにおける性差の議論から、新型コロナウイルス感染症対策においては、女性のリーダーが行う政策がより有効であり、また特に女性の住民が行動変容を起こしやすいことが予想される。

（2）オンラインサーベイ実験の概要

　上記のように、官僚集団の社会的属性が対象集団となる住民の意向や行動特性に与える影響の検討を行う代表官僚制論、また政治リーダーシップにおけるジェンダーの議論の双方の観点から、自治体の「誰」の情報提供や協力要請が住民の行動変容の度合いに影響を与えるのかを検討するため、2022年2月にサーベイ会社への委託により全国のブロック別の男女（20代から60代）の層化抽出によるオンラインサーベイを実施し、複数の設問項目をランダムに提示することにより情報提供の在り方

が行動変容の度合いに与える影響について検証を行った（有効回収サンプル N=2500）。

　収集したサンプルの外的妥当性を検証するため、サンプルと人口推計の比較を行ったのが表1である。回収サンプルは人口推計よりも若干男性が多い。これは、参加者は70代以上のデータを回収していないが、実際の人口には70歳代以上の女性が多く、回収サンプルに含まれていないためと推測される。同様の理由で、回収サンプルのほうが全体的に若年層に偏っていることがうかがえる。地域的なバランスは人口推計とほぼ同じである。最終学歴については、70代以上のデータがないこと、また

表1　回収サンプル（N=2500）の基本属性

		N	%	人口推計 (%)
性別	男性	1258	50.3	48.6
	女性	1242	49.7	51.4
年代	20s	408	16.3	10.1
	30s	458	18.3	11.1
	40s	594	23.8	14.3
	50s	534	21.4	13.6
	60s	506	20.2	12.2
地域区分	北海道・東北	270	10.8	10.9
	関東	902	36.1	34.7
	中部	412	16.5	16.7
	近畿	438	17.5	16.3
	中四国	205	8.2	8.7
	九州・沖縄	273	10.9	11.3
最終学歴	高校卒業	715	28.6	46.3
	専門学校・短大卒業	535	21.4	14.9
	大学卒業	1051	42.0	20.1
	大学院修了	118	4.7	
	その他	81	3.2	-
居住形態	一人暮らし	495	19.8	-
	市域居住	2061	82.4	-
	子供と同居	589	23.6	-

※人口推計での各世代の人口比は、10代以下と70代以上を含めた総人口に対する割合である。
出典：「人口推計」は、総務省統計局「人口推計（2021年（令和3年）10月1日現在）」を用いており、
　　　学歴については「平成27年国勢調査」に基づく。

オンラインサーベイの登録者を母集団としていることもあり国勢調査よりも大卒割合が高くなっている。回収サンプルは人口推計よりも若年層にやや偏りがあるものの、概ね、人口学的特性を反映しているものと考えられる。

　具体的なサーベイ実験の方法は、新型コロナウイルス感染症対策に関わる知事からのメッセージを参加者に提示し、そのメッセージの読了後、回答者が居住する都道府県の実際の知事のメッセージであるかのように情報を受け取ってくださいと指示した上で、知事メッセージへの協力要請への協力の度合いの測定を行った（James et al. 2017）。

　この知事からのメッセージは、メッセージ内容は同一であるものの、知事という肩書のみが入っているもの、男性知事名とシルエットが入っているもの、女性知事名とシルエットが入っているものの３種類が存在し、参加者はこの３種類のうちいずれかをランダムに提示され、次の３つの質問について回答をしてもらった（図４〜７）。参加者には３つの質問項目について０から100までの回答（「全くしたくない」を０、「全くしたい」を100とする）を数字で示すように求めた。

・質問項目

> 以下の質問に関してどの程度そう思いますか。0%（そう思わない）から100%（そう思う）の間でお答えください。
> 1. 手洗いうがい、マスク着用などの行動を一層心掛けようと思った。
> 2. 屋内でのソーシャルディスタンスの確保などの行動を一層心掛けようと思った。
> 3. 旅行の自粛を検討しようと思った。

図4　ランダム割り付け

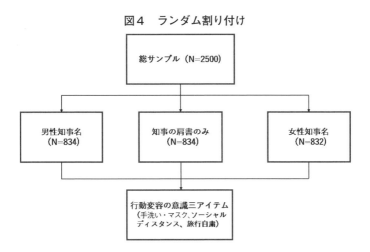

　同じ内容の協力要請が男性リーダー名あるいは女性リーダー名によって行動変容に関わってくることについては、これまでもサーベイ実験で同様の検証が行われており、名前欄のみの変更の場合や写真による操作化が行われている（Bauer et al. 2020；James et al. 2017）。本サーベイ実験では、視覚的にもイメージがつきやすいように男女のシルエットを用いるとともに、仮の知事名（男性の場合佐藤直樹、女性の場合佐藤真由美）を入れている。明治安田生命の調査による生まれ年別の名前調査を用いて、1960年代生まれで最も一般的な名前でありかつ実際の知事の名前に利用されていない名前を選択している。

図5 知事名のみによる協力要請メッセージ

2022年2月

新型コロナウイルス対策に関する住民の皆様へ知事からのお願い

日ごろから、住民の皆様には新型コロナウイルス対策へのご協力をいただきまして誠にありがとうございます。
皆様のご協力もあり、感染者は落ち着いた傾向にありますが、世界的に新しい変異株であるオミクロン株への感染拡大が続いており、警戒が必要です。

今後も、PCR検査の拡大充実や感染者の早期の隔離など、感染拡大の防止に全力をあげていきます。
また、政府に対しては水際対策の徹底を要請してまいります。

住民の皆様におかれましては、ご家族や大切な人、地域社会を守るため、あらためまして以下につきましてご協力をお願いいたします。

・こまめな手洗い・うがい、消毒、屋内でのマスクの着用の徹底
・屋内でのソーシャルディスタンスの確保や時差通勤等、三密回避へのご協力
・不要不急の旅行の引き続きの自粛

知事より

図6 男性知事名・シルエットによる協力要請メッセージ

2022年2月

新型コロナウイルス対策に関する住民の皆様へ知事からのお願い

日ごろから、住民の皆様には新型コロナウイルス対策へのご協力をいただきまして誠にありがとうございます。
皆様のご協力もあり、感染者は落ち着いた傾向にありますが、世界的に新しい変異株であるオミクロン株への感染拡大が続いており、警戒が必要です。

今後も、PCR検査の拡大充実や感染者の早期の隔離など、感染拡大の防止に全力をあげていきます。
また、政府に対しては水際対策の徹底を要請してまいります。

住民の皆様におかれましては、ご家族や大切な人、地域社会を守るため、あらためまして以下につきましてご協力をお願いいたします。

・こまめな手洗い・うがい、消毒、屋内でのマスクの着用の徹底
・屋内でのソーシャルディスタンスの確保や時差通勤等、三密回避へのご協力
・不要不急の旅行の引き続きの自粛

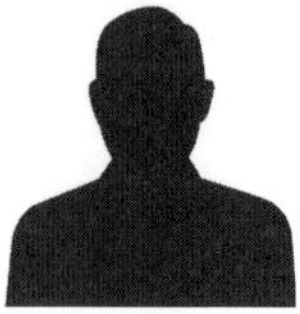

知事 佐藤直樹 より

図7 女性知事名・シルエットによる協力要請メッセージ

2022年2月

新型コロナウイルス対策に関する住民の皆様へ 知事からのお願い

日ごろから、住民の皆様には新型コロナウイルス対策へのご協力をいただきまして誠にありがとうございます。
皆様のご協力もあり、感染者は落ち着いた傾向にありますが、世界的に新しい変異株であるオミクロン株への感染拡大が続いており、警戒が必要です。

今後も、PCR検査の拡大充実や感染者の早期の隔離など、感染拡大の防止に全力をあげていきます。
また、政府に対しては水際対策の徹底を要請してまいります。

住民の皆様におかれましては、ご家族や大切な人、地域社会を守るため、あらためまして以下につきましてご協力をお願いいたします。

・こまめな手洗い・うがい、消毒、屋内でのマスクの着用の徹底
・屋内でのソーシャルディスタンスの確保や時差通勤等、三密回避へのご協力
・不要不急の旅行の引き続きの自粛

知事 佐藤真由美 より

（3）サーベイ実験の結果の分析と解釈

　このサーベイ実験の主な目的は、誰の協力メッセージが行動変容につながるのかということを、ジェンダーリーダーシップ論や代表官僚制論から明らかにすることである。そのため女性参加者、男性参加者に分けて協力意向の度合いを確認していきたい。最初に、図8は女性参加者の協力意向の度合い（0から100の間の値）を示したものである。協力を求める内容は「手洗い・マスク」「ソーシャルディスタンス」「旅行自粛」の3種類である。いずれの内容も、女性知事名からのメッセージの方が、男性知事名によるメッセージや知事肩書のみによるメッセージよりも協力意向が高くなる傾向を示している。

　また、3種類の協力要請の内、マスクと手洗いへの協力意向が他の2種類に比べ高くなっている。新型コロナウイルス禍での生活が2年近くとなり、一般的な行動として定着していることがうかがえる。ソーシャルディスタンスへの回答は他の2つよりも比較的平坦な傾向となっており、その差は統計的に有意ではないが、それでも男性知事より女性知事

の名前によるメッセージの方が、協力意向が2.04ポイント高くなっている。協力意欲の増加が1番大きいのが、個人の制限により関わる旅行自粛であり、女性参加者は男性知事名よりも女性知事名のメッセージの方が3.36ポイント高い協力意向を示した。

図8　女性参加者の協力意向

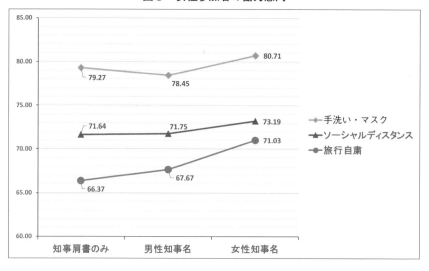

図9が男性参加者の協力意向の度合いを示したものであるが、女性知事名のメッセージに対する協力意向がいずれも低い傾向を示している。また、男女の知事名の違いによる協力意向の差は女性参加者よりも若干大きく、ソーシャルディスタンスではその差が2.9ポイントと、女性参加者の場合の差の約2倍となっている。さらには、全3種類（手洗い・マスク、ソーシャルディスタンス、旅行自粛）の協力意向は女性参加者よりも全般的に低い傾向となっている。アメリカで同様の分析を行った研究では女性は男性よりもソーシャルディスタンスの順守意向が高いことが報告されているが、本サーベイの実験も同様の結果となった（Coffe & Bolzendahl 2010；Pedersen & Favero 2020）。

図9 男性参加者の協力意向

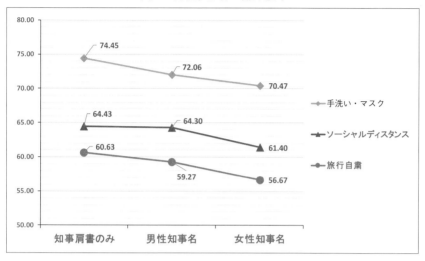

　女性参加者と男性参加者の協力意向については上記のような傾向が観察されたが、分散分析を行ったところいずれの種類の協力内容も、統計的な有意差は認められなかった。性別は年齢、居住地域、所得、職業、家族構成などの様々な人口統計学的な属性の1つに過ぎず、より慎重な分析が必要であることを示している（Portilio & Dehart-Davis 2009）。アメリカでソーシャルディスタンスへの協力意向を検討したPedersen & Favero（2020）も、性別以外に他の人口学的属性や態度的要因を分析に取り入れる必要を指摘している。

　そのため、3種類の協力依頼項目（手洗い・マスク、ソーシャルディスタンス、旅行自粛）ごとのモデル（モデル1〜3）と3つの協力依頼項目すべての平均点のモデル（モデル4）の4つのモデルで、協力意向を従属変数とする回帰分析（OLS）を実施した。なお、交差項を含めた各変数のVIFは最大3.422（交差項以外は最大2.275）であり、多重共線性の問題はないと判断した。4つのモデルで分析したのは、異なる協力項目間

での各回帰モデルの結果の頑健性を確認するためである。手洗い・マスク（モデル１）は、ソーシャルディスタンスや旅行自粛（モデル２、３）よりも協力しやすい内容と言えるが、旅行自粛（モデル３）は、国民の自由を制限することを求めるものであり、最も強い行動変容の要求であると言える。

　分析に用いた関連の質問項目の記述統計は表２、また各モデルの結果は以下の表３のとおりである。男性名の知事は４つのモデルともに協力度に有意な影響はないが、女性名の知事はソーシャルディスタンス（モデル２）を除いて協力の意向を減少させる傾向があることが明らかになった。また、参加者の性別による違いでは、女性参加者は各モデルとも有意な傾向を示さないが、女性知事名と女性参加者との交互作用は、ソーシャルディスタンス（モデル２）を除く３モデルで有意に協力意向を増加させることが確認できる。これらのことから、一般に、女性知事名によるメッセージは調査参加者全体の協力意向を低下させるが、女性参加者の協力意向を有意に高めることが明らかとなった。

　コントロール変数の中では、年齢も有意な要因となっている。また、政治への不信は協力意向を有意に減少させている。新型コロナウイルス感染症に対するリスク認知によって計測した不安も重要な要因である。都道府県の新型コロナウイルス感染症対策に対する評価は協力意向と有意な関係にあり、取り組みへの満足度は協力意向を高めることが確認できた。一方で、予想に反して教育水準は協力意向との関係は認められなかった。なお、政治不信の変数は２つの政治的有効性感覚に関する質問（逆点項目）の主成分得点（α=0.864）、コロナ感染症に対する不安はコロナ感染症のリスク認知に関する３つの質問の主成分得点（α=0.906）に基づくものである。

表2　都道府県への信頼、評価、政治的有効性感覚、リスク認知（n=2500）

	平均	標準偏差	最小	最大
都道府県への信頼	3.85	1.34	1	7
都道府県のコロナ対策への評価	3.82	1.38	1	7
政治的有効性感覚［内的有効性］*	4.51	1.39	1	7
政治的有効性感覚［外的有効性］*	4.39	1.56	1	7
リスク認知［未知］	4.95	1.58	1	7
リスク認知［感染への不安］	4.97	1.57	1	7
リスク認知［他者へ移す不安］	5.23	1.50	1	7

*逆転項目

表3　回帰分析（OLS）結果

	モデル1 手洗い・マスク Beta	モデル2 ソーシャル ディスタンス Beta	モデル3 旅行自粛 Beta	モデル4 3つの平均 Beta
男性知事名	− 0.054	− 0.026	− 0.046	− 0.046
女性知事名	− 0.072*	− 0.06	− 0.076*	− 0.077*
女性回答者	0.012	0.04	− 0.005	0.018
女性回答者×男性知事名	0.033	0.018	0.048	0.036
女性回答者×女性知事名	0.073*	0.059	0.106**	0.087*
年齢	0.066***	0.076***	0.051**	0.071***
学歴	− 0.031	− 0.002	− 0.026	− 0.021
政治不信度	− 0.12***	− 0.123***	− 0.127***	− 0.137***
一人暮らし	− 0.032	− 0.027	− 0.028	− 0.032
都市部居住	0.026	0.066***	0.041*	0.05**
子と同居	0.023	− 0.003	− 0.013	0.003
コロナ不安	0.241***	0.282***	0.327***	0.314***
都道府県への信頼	0.078**	0.021	0	0.036
都道府県のコロナ対策評価	0.028	0.069*	0.105***	0.075**
Number of Observation	2417	2417	2417	2417
Adjusted R2	0.125	0.148	0.178	0.183
F（p-value）	25.599（***）	31.002（***）	38.441（***）	39.594（***）

Note: *p<0.05; **p<0.01; ***p<0.001

❖ **本章のまとめ**

　本章では、新型コロナウイルスという新たな危機に対して、自治体によるどのような情報提供が住民の行動変容に結び付くのかについて、代表官僚制論を手掛かりに、サーベイ実験により検討を行った。前半の検討で明らかになったことは、新型コロナウイルス感染症への対策にあたって、政府は様々な民間団体へ「自主的」な取り組みとその順守を団体の構成員に求めるとともに、自治体の「人海戦術」による社会動員を図ろうとしたことであった。また、これまでの自然災害への対応の経験、さらに強制力を背景にして行動変容を迫ることができない状況を前提とすると、新型コロナウイルス感染症対策の鍵は、直接の介入による効果よりも、情報を誰がどのように住民に届けるのかという、情報の流通が重要であるという点である。

　代表官僚制論（representative bureaucracy）は、政府や自治体を構成する集団の社会的属性が施策の対象となる住民の意向や行動特性に与える影響に注目した理論であり、女性などマイノリティの代表性を高めることが施策の有効性につながることが検証されてきた。このうち、シンボリックアプローチと呼ばれる考え方は、具体的な政策展開が伴わない場合でもシンボリックな代表性を高めることによって、代表された社会集団に属する住民の態度や行動を変える可能性を指摘している（Riccucci et al. 2016）。自治体の新型コロナウイルス感染症対策にあてはめると、自治体による住民への要請が行動変容につながるかどうかは、自治体の誰がどのようなメッセージや情報を発するかに関わってくることになる（野田 2020）。そのため本章では、2022年2月に実施したサーベイ実験をもとに、女性知事による行動変容の協力メッセージは、特に女性の住民の協力意向、しかも最も制限が強い旅行自粛への協力意向を有意に高めることを明らかにした。また、実験参加者の年齢が高いほど、さらに新

型コロナウイルス感染症に対する不安が高いほど、全般的に自治体による行動変容のメッセージに対する協力意向が高くなった。

　スウェーデンとデンマークの消費行動の比較分析から、ロックダウンの効果が高齢者に対しては相対的に弱かったことが明らかになったように、政府や自治体による一律の情報提供や行動変容の協力メッセージは意図しない副作用を引き起こす可能性がある。平均寿命の違いから高齢層は女性の割合が多く、85歳以上では女性の数は男性の数の2倍以上となっている。重症化率や死亡率を抑えながら、社会経済活動と感染防止のバランスをとっていくためには、例えばより高齢女性の行動変容を促すために女性による協力要請メッセージを発信するなど、住民の誰により協力や行動変容をしてもらいたいかを考慮に入れながら、誰がどのような情報発信を行っていくと効果的かについてより実践的な取り組みが自治体に求められている（Utych & Fowler 2020）。

＊本章執筆にあたり、2021年度明治大学大学院研究科共同研究の助成を受けた。

参考・引用文献

・大竹文雄・坂田桐子・松尾佑太（2017）「豪雨災害時の早期避難促進ナッジ」『行動経済学』13：71-93。
・片田敏孝（2012）『人が死なない防災』集英社新書。
・川手摂（2021）「特別定額給付金と地方分権の理念—自治事務による「ばらまき」とその起源」『都市問題』112（1）：67-77。
・環境省（2020）「新型コロナウイルス感染症対策における市民の自発的な行動変容を促す取組（ナッジ等）の募集について（結果）」。
・清義明（2000）「コロナと徴兵制—韓国や台湾の封じ込めから日本は何を学べるか」『論座』2020年4月23日。
　https://webronza.asahi.com/national/articles/2020042100008.html

・廣井悠（2020）「COVID-19に対する日本型ロックダウンの外出抑制効果に関する研究」『都市計画論文集』55（3）：902-909。

・広瀬弘忠（2004）『人はなぜ逃げおくれるのか ─災害の心理学』集英社新書。

・内閣府（2021）「令和3年度　年次経済財政報告」。

・中道實（2007）『日本官僚制の連続と変化』ナカニシヤ出版。

・野上達也（2021）『災害から家族と自分を守る「災害心理」の基礎知識』セルバ出版。

・野田遊（2020）「新型コロナウイルス感染リスク下の自治体の情報発信［2］ぎょうせいオンライン」2020年4月21日。
https://shop.gyosei.jp/online/archives/cat01/0000016490

・村松岐夫（1994）『日本の行政－活動型官僚制の変貌』中央公論新社。

・渡辺努（2021）「コロナ危機と行動変容」『個人金融』2021年春号。

・Andersen, A. L., et al. (2020). Pandemic, Shutdown and Consumer Spending: Lessons from Scandinavian Policy Responses to COVID-19, *arXiv*:2005.04630, https://doi.org/10.48550/arXiv.2005.04630

・Anderson, C. (2020). Why Do Women Make Such Good Leaders During COVID-19? *Forbes Women*
https://www.forbes.com/sites/camianderson1/2020/04/19/why-do-women-make-such-good-leaders-during-covid-19/?sh=6b3666ae42fc

・Bauer, N. M. et al. (2020). Women Leaders and Policy Compliance during a Public Health Crisis. *Politics & Gender*, 16(4), 975-982.

・Bavel, J.J.V.et al..(2020). Using Social and Behavioural Science to support COVID-19 Pandemic Response. *Nature Human Behaviour,* 4, 460-471

・Christensen, T. & Laegreid, P.(2020). Balancing Government Capacity and Legitimacy: How the Norwegian Government Handled the COVID-19 Crisis and High Performer *Public Administration Review* 80(5)；774-779.

・Coffe, H., & Bolzendahl, C. (2010). Same Game, Different Rules? Gender Differences in Political Participation. *Sex Roles* 62, 318-333

・George, B. et al. (2020). A Guide to Benchmarking COVID-19 Performance Data. *Public Administration Review, 80(1)*；696-700.

・Gordon, A. (2020). Explaining Japan's Soft Approach to COVID-19. *Epicenter*, Weatherhead Center for International Studies, Harvard University
https://epicenter.wcfia.harvard.edu/blog/explaining-japans-soft-approach-to-

covid-19
- Hale, T. et al. (2022). Variation in government responses to COVID-19 Version 13. *BSG-WP-2020/032*, Blavatnik School of Government, University of Oxford
- James, O., et al. (2017). *Experiments in Public Management Research.* Cambridge University Press.
- Johnson, C & Williams, B. (2020). Gender and Political Leadership in a Time of COVID. *Politics & Gender.* 16, 943-950.
- Medina, P. M. & Azevedo, L. (2021) Latinx COVID-19 outcomes: Expanding the role of representative bureaucracy, *Administrative Theory & Praxis,* 43:4, 447-461,
- Moon, Jae. (2020). "Fighting COVID-19 with Agility, Transparency, and Participation: Wicked Policy Problems and New Governance Challenges" *Public Administration Review* 80(1) pp. 651-656.
- OECD (2020). *Testing for COVID-19: A way to lift confinement restrictions.*
- OECD (2021a) *Health at a Glance.*
- OECD (2021b) *The Territorial Impact of COVID 19: Managing the Crisis Across Levels of Government.*
- Park, S. (2021). Gendered leadership during the COVID-19 pandemic: how democracy and representation moderate leadership effectiveness, *Public Management Review,* DOI: 10.1080/14719037.2021.1937294
- Pedersen, M.J. & Favero, N. (2020). Social Distancing During the COVID-19 Pandemic: Who Are the Present and Future Non-compliers? *Public Administration Review* 80(5) 805-814.
- Portilio, S., & Dehart-Davis, L. (2009). Gender and Organizational Rule Abidance. *Public Administration Review,* 69 (2), 339-347
- Riccucci, N. M., Van Ryzin, G. G., & Li, H. (2016). Representative Bureaucracy and the Willingness to Coproduce: An Experimental Study. *Public Administration Review,* 76(1), 121-130.
- Sposato, W. (2020). Japan's Halfhearted Coronavirus Measures Are Working Anyway *Foreign Policy* May 14, 2020. https://foreignpolicy.com/2020/05/14/japan-coronavirus-pandemic-lockdown-testing/
- UN Women (2020). *COVID-19 & Women's Leadership: From an Effective*

Response to Building Back Better.

· Utych, S. M. & Fowler, L. (2020). Age-based Messaging Strategies for Communication about COVID-19. *Journal of Behavioral Public Administration* 3(1), 1-14.

第7章

コロナ禍における人間行動

❖ 本章の目的

　人間は、「あいまいな危険」への対策や対応があまり得意ではない。例えば、台風や地震などの自然災害に関して、防災用品の備蓄や指定避難所の確認などを事前に行っている人は多くない。また、自分が住む地域に避難指示が出されても、多くの人びとはすぐには避難行動をとらない。人間は、ある事象が「自分に不利益をもたらす」とはっきり認識しなければ、その事象に対処しようとは思わない。

　自然災害同様、自分への不利益を事前に認識しにくい病気や感染症も、人間にとっては対策や対応が難しい事象となる。2019年12月に中国の武漢市内で初めて検出された新型コロナウイルス感染症は、その後猛烈な勢いで世界各地に拡大した。以降、この新種のコロナウイルスは、人間社会に大きな変化をもたらしてきた。コロナ禍初期には多くの国や地域で厳格なロックダウン（都市封鎖）が実施されたため、人びとの日常生活や経済活動には多大な制約が課されることになった。日本国内においても、緊急事態宣言の発令やリモートワークの推奨などにより、人びとはこれまでとは大幅に異なる生活様式への移行を余儀なくされた。

　新型コロナウイルス感染症によってもたらされた特異な状況下においては、社会的に好ましくない行動（以下「不適切行動」と表記）がいくつか確認されている。具体的には、トイレットペーパーなどの買いだめ行動、陽性者や医療従事者などに対する差別行動がその一例となる。同様

に、公共の場でのマスク不着用や行動制限の不順守などの感染症対策に
反する行動も、国内外で散見されている。本章では、コロナ禍で見られ
たこれらの不適切行動を対象に、その動機や社会に与え得る影響、当該
行動の対策・対応における市区町村の役割を検討する。

1　コロナ禍で見られた不適切行動

　まず本節では、コロナ禍で見られた不適切行動を簡潔に整理する。具
体的には、「買いだめ行動」と「差別行動」、そして「規範逸脱行動」を
取り上げる。これらの不適切行動については、日本国内だけでなく、諸
外国での様相にも目を向ける。また、これらの不適切行動と深い関わり
のある「誤情報・デマの流布」についても、同様に概観する。

（1）買いだめ行動

　新型コロナウイルス感染症の脅威が徐々に明らかとなってきた2020年
初頭、日本国内のマスク需要が急激に増加した。ドラッグストアやスー
パーなどでは開店前から行列ができ、人びとが競うようにしてマスクを
買い求めていた。その結果、多くの店舗では、「マスク完売」や「入荷
未定」の札が店頭に掲げられることとなった。マスクだけでなく、アル
コール消毒液やウェットティッシュなどの衛生用品も、一時的に品切れ
となっていた。また、一見すると感染症対策とは関係のなさそうなトイ
レットペーパーなどの日用品も、同様に在庫不足に陥っていた。このよ
うな品薄状態は、トイレットペーパーが同年4月ごろ、マスクは同年7
月ごろまで続いていた。2020年3月に民間企業が実施した買いだめ行動
に関する調査によると、「新型コロナウイルス感染症発生後に買いだめ
をしたもの」で最も高い割合を示していたのは「トイレットペーパー」
（36.7%）で、次いで「インスタント・冷凍食品」（34.5%）、「マスク」

（29.9%）の順となっていた（図1）。

図1　コロナ禍で買いだめしたもの（複数回答）

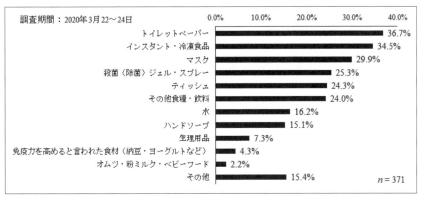

出典：エアトリ（2020）をもとに作成

　コロナ禍における特定商品の買いだめは、日本国内に限られた行動ではない。例えばアメリカにおいても、2020年初頭ごろからマスクや他の衛生用品の品薄状態が確認されている（Alltucker 2020, February 7）。オーストラリアでは、多くの人びとがトイレットペーパーを買いだめする様子が報道されている（Mao 2020, March 4）。その他、中国、香港、インドネシア、シンガポール、タイ、ベトナム、インドにおいて、衛生用品や日用品の買いだめ行動が報告されている（NIKKEI Asia 2020, March 9）。これらの海外報道を踏まえれば、マスクやトイレットペーパーなどの買いだめは、日本人特有の行動ではないことが分かる。

（2）差別行動

　新型コロナウイルス感染症の流行以降、陽性者などに対する差別行動が全国各地で発生している。特にコロナ禍初期においては、陽性者の自宅が投石や落書きの被害を受けたり（朝日新聞 2020b）、陽性者が確認さ

れた学校や企業に抗議の電話が殺到したりする事例が確認されている（朝日新聞 2020a；毎日新聞 2020）。新型コロナウイルス感染症関連の相談件数を集計している36の都道府県を対象にした調査によると、2020年10月時点でデマや偏見に関する相談は全体の20.7%、差別行為に関する相談は計21.0%となっている（表1）。その他、看護師をはじめとする医療従事者に対する差別行動も増加している（Iida et al. 2022）。日本医師

表1　新型コロナウイルス感染症関連の相談件数

相談内容 ＼ 相談者			感染者・濃厚接触者とその家族	医療・介護従事者等とその家族	(医療・介護を除く)エッセンシャルワーカーとその家族	風評被害を受けた学校・企業等の関係者	その他(「県外ナンバー」車の所有者他)	総数
デマや偏見に関すること			18 (1.7%)	49 (4.6%)	3 (0.3%)	23 (2.1%)	130 (12.1%)	223 (20.7%)
差別行為に関すること	商品・サービス等の提供拒否（例：入店拒否、宿泊拒否等）		12 (1.1%)	6 (0.6%)	2 (0.2%)	5 (0.5%)	53 (4.9%)	78 (7.2%)
	個人や団体を誹謗中傷する	インターネット上での書き込み	10 (0.9%)	1 (0.1%)	0 (0.0%)	7 (0.7%)	61 (5.7%)	79 (7.3%)
		(インターネット上の書き込み以外の)発言、落書き、手紙等	10 (0.9%)	6 (0.6%)	0 (0.0%)	8 (0.7%)	46 (4.3%)	70 (6.5%)
雇用に関すること			9 (0.8%)	11 (1.0%)	0 (0.0%)	1 (0.1%)	47 (4.4%)	68 (6.3%)
その他			12 (1.1%)	5 (0.5%)	1 (0.1%)	2 (0.2%)	538 (50.0%)	558 (51.9%)
総数			71 (6.6%)	78 (7.2%)	6 (0.6%)	46 (4.3%)	875 (81.3%)	1,076 (100.0%)

※分類困難として報告された件数は「その他」に計上している。
※2020年10月時点
$N=36$
出典：鈴木（2020）をもとに作成

会（2021）によると、2020年10月から12月までに発生した医療従事者に対する差別行動は、698件となっている。これらの差別行動は、新型コロナウイルス感染症に関する不安が高まっていた流行初期において、特に顕著に見られていた。

　新型コロナウイルス感染症に関わる差別行動は、他国でも報告されている。日本では陽性者や医療従事者などへの差別行動が顕著となっていたが、これらの対象者に加え、欧米の国々ではアジア系住民への差別行動が増加している（CNN.co.jp 2021）。特にニューヨークやサンフランシスコ、ロサンゼルスなどの大都市ではアジア系・太平洋諸島系住民に対するヘイトクライム（特定の個人・集団への偏見に基づく犯罪行為）が増加しており、2020年に62件だった全米8都市のヘイトクライム件数は、2021年には274件まで増加している（NIKKEI Asia 2022, February 11）。アメリカでのアジア系・太平洋諸島系住民への差別問題に取り組んでいる民間団体によると、2020年3月19日から2021年9月30日までに同団体に寄せられたアジア系・太平洋諸島系住民への差別事例は1万件を超えている（Horse et al. 2021）。同団体の試算では、おおよそ5人に1人のアジア系アメリカ人が差別行動の被害に遭っていることになる。

（3）規範逸脱行動

　感染症の拡大防止には、一定の行動制限が伴う。今回のコロナ禍では、一般の人びともマスクの着用や3密（密閉・密集・密接）の回避などの感染症対策が求められている。陽性者や濃厚接触者であれば、病院や自宅などで一定期間隔離生活を送ることになる。これらは感染症流行時特有の社会規範（行動基準）となるが、当該規範に従わない人びとも一定数存在している（やむを得ない理由がある人びとは除く）。例えば、公共の場でマスクの着用を拒否する人は少なくないが、それによってた

びたび騒ぎが引き起こされている（例：マスクの着用を拒否する乗客により飛行機の離陸が大幅に遅れる（沖縄タイムス 2021）。陽性者についても、療養先のホテルなどから無断で外出するという事例が全国各地で確認されている（例：朝日新聞 2021b）。一般的な規範逸脱行動（例：挨拶をしない）と異なり、コロナ禍の規範逸脱行動は感染拡大の一因となってしまう（他者へ実害を与えてしまう）可能性がある。そのため、コロナ禍の規範逸脱行動は、周囲の反感やいざこざを引き起こしやすいと言える。

　日本だけでなく、他の国々においても、コロナ禍の規範逸脱行動は確認されている。例えば、マスクの着用を拒否する人が店舗や交通機関などで問題を起こす事例は、マスメディアによってたびたび報道されている（例：ABC News 2021, October 22；Meyer 2021, July 6）。また、イギリスにおいては、陽性症状を有する人の8割以上が自主隔離規則を守っていないと報告されている（Smout 2020, September 25）。コロナ禍の社会規範については、国によって順守程度が異なっている可能性が高い。例えば、マスク着用率の低い国ではマスクの着用が強固な社会規範として確立されていないため、規範逸脱行動（公共の場でのマスク不着用）をしてもそれほど周囲の反感を買わない可能性がある。その一方で、欧米では一時期マスク着用義務や行動制限に対する激しい抗議デモや暴動が各所で発生していたため（例：BBC 2021, November 21；NHK 2022a, 2022b）、コロナ禍の社会規範が引き起こす社会的な混乱は日本以上に深刻であった可能性が高い。

（4）誤情報・デマの流布

　大きな事件や自然災害などの不測の事態が発生すると、当該事象に関わる真偽のはっきりとしない情報が伝播することがある。これらの「うわさ」は、事実検証を経て「事実」、または「誤情報」や「デマ」とな

る。コロナ禍初期に流布した誤情報・デマの内容は、感染症の予防方法
から発生源まで多岐にわたっている。コロナ禍初期に日本国内で最も多
くの人が見聞きした誤情報・デマは「新型コロナウイルスは、中国の研
究所で作成された生物兵器である。」（38.9%）で、次いで「トイレット
ペーパーは中国産が多いため、新型コロナウイルスの影響でトイレット
ペーパーが不足する。」（30.6%）、「新型コロナウイルスは熱に弱く、お
湯を飲むと予防に効果がある。」（29.3%）の順となっている（図２）。こ
れら１つひとつの誤情報・デマを見聞きした人は多くても３〜４割程度
だが、いずれかの誤情報・デマを見聞きした人の割合は７割以上にも達
しており、若い世代（10〜30代）の方が誤情報・デマを見聞きした割
合が若干高くなっている（図３）。また、これらの若年層は、40代以上
の人に比べると、誤情報・デマを信じた割合も高くなっている（図４）。

図２　新型コロナウイルスに関する間違った情報や誤解を招く
情報への接触状況（個別）

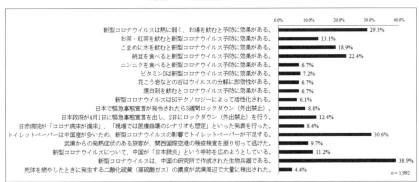

出典：総務省（2020）をもとに作成

図3 新型コロナウイルスに関する間違った情報や誤解を招く情報への接触状況（全体）

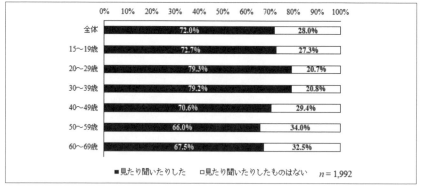

出典：総務省（2020）をもとに作成

図4 新型コロナウイルスに関する間違った情報や誤解を招く情報の受容度（全体）

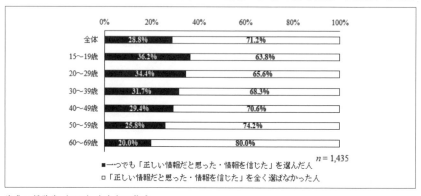

出典：総務省（2020）をもとに作成

　先行研究の調査では、程度の差はあれ、アメリカ（塩﨑 et al. 2021）、イギリスやイタリア、フランス、ドイツ、南アフリカ（税所 et al. 2021）などの国々においても、新型コロナウイルス感染症に関する誤情報・デマの流布が確認されている。国際連合教育科学文化機関（UNESCO）は、非営利団体である国際ジャーナリストセンター（ICFJ）とともに実施し

た調査において、コロナ禍で見られた主な誤情報・デマを9つの内容に分類している（表2）。先に示した日本国内で確認されている誤情報・デマ（図2）と見比べてみると、国内外で同じような内容の誤情報・デマが流布していたことが分かる（例：「コロナは中国製」→起源に関わる内容、「トイレットペーパーが不足する」→社会に与える影響に関わる内容、「お湯に予防効果がある」→予防法に関する内容）。

表2　コロナ禍で確認された誤情報・デマ

No.	主な内容
1	ウイルスの起源や感染拡大の原因に関する内容
2	症状や診断、予防法、治療方法に関する内容
3	感染症にかかわる誤った統計や誤解を招くような統計が含まれた内容
4	社会や環境に与える影響に関わる内容
5	経済的な影響に関わる内容
6	政治問題に関わる内容
7	ジャーナリストや報道機関の信用を落とすような内容
8	金銭詐欺に関わる内容
9	著名人に関わる内容

出典：Posetti & Bontcheva（2020）をもとに作成

2　不適切行動の動機および誤情報・デマが流布する背景

　上述のとおり、コロナ禍の買いだめ行動や差別行動、規範逸脱行動は、日本だけでなく、複数の国・地域においても確認されている。誤情報やデマについても、似たような内容の流布が国内外で報告されている。文化や感染状況などが異なる国・地域で類似の事象が確認されていることからも、これらの事象は感染症流行下ではある程度一般的である可能性が高い。そこで本節では、社会心理学の知見を用いながら、これらの不適切行動の動機および誤情報・デマが流布する背景を考察する。

（1）買いだめ行動の動機

　コロナ禍で見られたマスクやアルコール消毒液の品切れは、急激に増加した需要（使用者数や使用頻度）に対して供給（生産や輸入）が一時的に間に合わなかった結果となる。しかし、コロナ禍初期に見られたトイレットペーパーの買いだめ行動は、マスクやアルコール消毒液の買いだめ行動とは様相が異なる。トイレットペーパー不足が顕著となっていた2020年2月28日、日本家庭紙工業会は「トイレットペーパーやティッシュペーパーの在庫は十分にある」という発表を行っている（日本家庭紙工業会 2020）。翌月の3月4日には、経済産業省もウェブサイト上で同様の呼びかけを行っている。十分な在庫があるにもかかわらず全国的にトイレットペーパー不足に陥ってしまった状況は、東日本大震災発生直後に首都圏で生じた物資不足の様相と酷似している。

　2011年3月11日の大地震発生後、当時の政府が「関東圏内で物資不足が発生することはない」と発表したにもかかわらず、首都圏の広い範囲で一時的に水や食料、トイレットペーパーなどが品薄状態となった。首都圏の買いだめ行動に関する調査の結果を見てみると、買いだめ行動の

図5　東日本大震災後における買いだめ行動のきっかけ

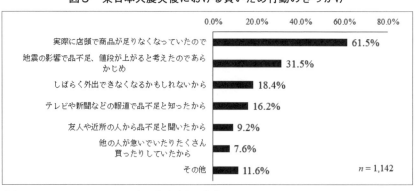

出典：クロス・マーケティング（2011）をもとに作成

きっかけとして「実際に店頭で商品が足りなくなっていたので」（61.5%）が最も多く挙げられていた（図5）。買いだめ行動をした多くの人にとって、当該買いだめ行動の主な目的は、実際に店頭から商品がなくなっていたことに起因する「万一の備え」だったと言える（David et al. 2021も参照）。そしてそのような備蓄行動を誘発した「一時的な品薄状態」は、震災により関東圏でも物資不足が生じると「思い込んだ」一部の人による買いだめ行動が起因となっていた可能性が高い。

　2020年初旬に発生したコロナ禍のトイレットペーパー不足では、実際に買いだめをした人の割合は8％となっている（福長、2020；図1では36.7%）。これらの人びとによるトイレットペーパーの買いだめが一時的な品薄状態を発生させ、その品薄状態が他の人びとの買いだめ行動を誘発したと考えられる（図6）。人間の思い込みが現実に与える影響は社会心理学の分野で広く研究されているが、コロナ禍のトイレットペーパー不足はまさにこの思い込みが発端となっていたと言える。買いだめ行動自体は、平時から見られるごく一般的な行動となる（例：必要な日用品を普段からある程度備蓄しておく）。また、うわさなどによってトイレットペーパーの在庫状況が不確かな状況においては、その真偽にかかわらず、「買いだめをする」ことが自身や家族にとって最も無難な選択肢となる（図7）。そのため、過度な買いだめをする一部の人びとを除けば、不測の事態が発生した時に生活必需品をある程度買いだめすることは、至極真っ当な行動だと言える。

図6　コロナ禍でトイレットペーパー不足が生じる一連の流れ

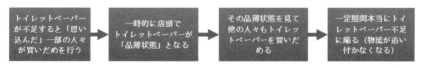

図7　うわさの真偽と買いだめ有無による自宅のトイレットペーパーの状況

		買いだめ行動	
		する	しない
「トイレットペーパーが不足する」といううわさ	真	自宅からトイレットペーパーは 無くならない	自宅からトイレットペーパーが 無くなる
	偽	自宅からトイレットペーパーは 無くならない（備蓄過剰にはなる）	自宅からトイレットペーパーは 無くならない

　過度な買いだめをする一部の人びとを含め、買いだめ行動の主な動機は、自分や家族の利益を守る（または不利益を取り除く）ためだと言える（例：自宅がトイレットペーパー不足に陥らないようにする）。このような買いだめ行動は、感染症の流行時のみに限らず、自然災害や政治・経済不安などの状況下でも発生する可能性がある（例：東日本大震災後の関東圏における物資不足、1973年に発生したオイルショックによるトイレットペーパー不足）。また、買いだめ行動だけでなく、時おり発生する金融機関の取り付け騒ぎなども（例：1973年の豊川信用金庫取り付け騒ぎ、2003年佐賀銀行取り付け騒ぎ）、一部の人びとの思い込みが発端となっていたという点においては同種の行動であることが分かる。

（2）差別行動の動機

　人間は、ある特定の対象に関して一般化されたイメージを持っている。この「固定観念（ステレオタイプ）」は、多くの場合、当該対象の特徴を過度に簡略化したものとなる（例：都会人は冷たい）。そのため、特定の集団に関する固定観念を当該集団に属する一個人にあてはめようとしても、該当しない場合が生じる（例：都会人にも情に厚い人はたくさん

いる）。「偏見」は固定観念に基づいた特定の対象に対する感情で（例：都会人は冷たいから嫌い）、「差別」は固定観念や偏見に基づいた特定の対象に対する具体的な行動となる（例：都会人に冷たく接する）。これらの概念を踏まえれば、コロナ禍で見られる陽性者や濃厚接触者、医療従事者に対する差別行動は、特定の個人ではなく、「感染者たち」や「感染の疑いのある人たち」、「感染者と常時接している人たち」という集団に対する否定的な行動であることが推測できる。

　陽性者には「感染症対策を軽視している人」や「感染症流行下でも自粛ルールを守らない人」、「自分勝手」という否定的な固定観念が形成されている可能性があるため、差別行動（例：誹謗中傷）の対象となりやすい。日本は他国よりも陽性者本人に責任や過失を求める傾向が強いことが示唆されているため（図8）、陽性者への風当たりが特に強い可能性がある。海外で見られるアジア系住民への差別行動についても、「アジア系」という既存の固定観念に「ウイルスを持ち込んだ人びと」といった否定的な情報が追加されたことが原因である可能性が考えられる。また、アメリカに限って言えば、当時の大統領がアジア系住民への

図8　内在的公正推論得点の5か国比較

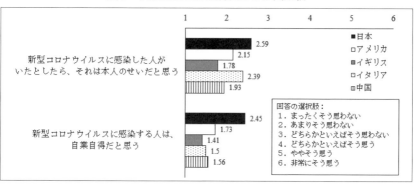

出典：三浦（2021）をもとに作成

差別行動を助長するような発言（例：“Chinese virus”）を公然と繰り返していたことも、アジア系住民への差別行動の増加に関連している可能性が指摘されている（Reja 2021, March 19）。

　他方、新型コロナウイルス感染症の流行初期は感染経路や症状などの詳細がはっきりとしておらず、ワクチン接種も十分に普及していなかった。そのような状況では、感染の疑いのある対象から可能な限り自分の身を遠ざけることが、感染症対策の1つとなる。このような対策が、コロナ禍で見られる陽性者や濃厚接触者、医療従事者などに対する差別行動につながっていた可能性が考えられる。例えば、保育園などが医療従事者の子供の登園を拒否するのは、医療従事者（およびその家族）に不利益を与えることが目的ではなく、他の子供への感染の可能性を極力排除するという意味合いの方が強いと言える。

　上記をまとめると、コロナ禍で見られる差別行動の動機には、少なくとも2つの種類がある。1つは、対象者に不利益を与えることを目的としたもの（例：陽性者への誹謗中傷）。もう1つは、感染源の隔離を目的

表3　コロナ禍で確認されている差別事例の分類

No.	事例	差別の分類※	
		従来の差別	過剰な感染症対策
1	感染したことを理由に解雇される	○	－
2	回復しているのに出社を拒否される	△	○
3	病院で感染者が出たことを理由に、子供の保育園等の利用を拒否される	△	○
4	感染者が発生した学校の学生やその家族に対して来店を拒否する	△	○
5	感染者個人の名前や行動を特定し、SNS等で公表・非難する	○	－
6	無症状・無自覚で訪れた店舗から謝罪や賠償を強要される	△	○

※筆者による分類
出典：厚生労働省（2021）をもとに作成

としたものとなる（例：陽性者の家族や医療従事者などとの接触を避ける行為）。前者は従来の差別行動と同種であり、当該行動は新型コロナウイルス感染症流行前から存在している（例：人種差別や性差別）。一方、後者の差別行動は行き過ぎた感染症対策が基となっているため、感染症流行時特有の差別行動となる。これら2つの差別行動は明確に異なっている場合もあれば、境界があいまいな場合もある（表3のNo.2〜4、6）。

（3）規範逸脱行動の動機

　マスクの着用や3密の回避などの行動は、日本国内だけでなく、国際的に推奨されている基本的な感染症対策となっている（WHO、2021）。日本国内について言えば、基本的にこれらの感染症対策は強制されるものではなく、違反をしても罰則を受けることはない。そのため、感染症対策の実施は、個々人の意思に左右されることになる。前節でも述べたとおり、公共の場におけるマスク不着用や行動制限の不順守など、感染症対策に反する行動をとる人は少なくない。マスクの着用を例に挙げると、マスクを着用しても感染を完全に防ぐことはできないとはいえ、感染症対策の観点からはマスクを着用しないという選択肢は選びにくい。そのため、コロナ禍でマスクを着用しない人びとにとっては、マスクの不着用という行為に関して感染症対策以外の他の動機があるはずである。

　アメリカで実施されたマスクに関する調査の結果を見てみると、マスクを着用しない理由として最も多かったのが「マスクを着用しないのはアメリカ人としての自分の権利だから」（40%）で、次いで「心地が良くないから」（24%）となっていた（Vargas & Sanchez, 2020）。概して言えば、アメリカ人のマスク不着用は、自己利益的な動機に基づいていることが分かる。アメリカだけでなく、マスク着用率は個人主義傾向の強い（個人の自由を尊重する）欧米諸国において低くなっている（図9；Lu et al. 2021も参照）。人間の基本的な行動動機が自己利益的であることを考えれば（Batson et al. 2003）、日本を含め、他の国・地域におけるマスク不着用の動機も自己利益的である可能性が高い。もちろん、マスク着用の動機も自己利益的と言えるが（例：自分自身への感染を防止するため）、マスク不着用の動機はより短期的で利己的（自分本位）だと言える。

図9 個人主義傾向得点（棒グラフ）とマスク着用率（線グラフ）の関係

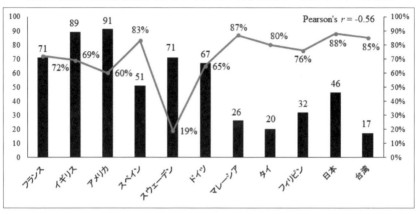

出典：日本リサーチセンター（2021）とHofstede et al.（2010）をもとに作成

人間社会には、コロナ禍特有の一時的な社会規範だけでなく、より永続的な規則が多々存在している。それらの規則の中には、道徳や社会規範のように明確な罰則が規定されていない不文律もあれば、条例や法律のように罰則を伴う明文化された規則もある。人間社会を健全に機能させるためには、当然、社会構成員がこれらの社会規則を順守する必要がある。社会規則の順守は行為者に短期的な不利益をもたらす場合があるが（例：赤信号を待つことによる時間の浪費）、長期的に見れば当該社会全体に大きな利益をもたらす（例：安心安全な道路交通環境）。この観点に立つと、マスクの不着用だけでなく、3密や行動制限の不順守も短期的で利己的な動機に基づいていると言える。

　別の見方をすると、コロナ禍の規範逸脱行動は、自身の感染確率を過
小評価した結果とも言える。つまり、マスクの不着用や行動制限の不順
守などの行動は、「自分は感染しないだろう」という考えが基となって
いる可能性が考えられる。人間は、自分への良い出来事の発生確率を過
大評価し、逆に悪い出来事の発生確率を過小評価する傾向を持っている
(Sharot 2011)。この認知傾向は日常生活を円滑に営む上では必要不可欠
となるが、病気や犯罪、災害などの悪い出来事への対策という面におい
ては人間に好ましくない影響を与える。この認知傾向を起因とした好ま
しくない行動は、コロナ禍に限らず、平時からも様々な面において見ら
れる（例：不健康な食生活を送る、夜間に戸の施錠をしない、非常用品の備
蓄をしない）。そのため、動機の面においては、先述の自己利益的な動
機による規範逸脱行動を含め、コロナ禍の社会規範逸脱行動の多くはコ
ロナ禍に限った行動ではないと言える。

（4）誤情報・デマが流布する背景

　不確かな状況下で物事を判断する際に誤った判断による自身への影響
が不均衡である場合、人間は自身への影響が小さい選択肢を選ぶ傾向が
ある（Haselton & Buss 2000；Haselton & Nettle 2006）。図7でも示した
ように、トイレットペーパーの在庫が不確かな状況においては、トイ
レットペーパーの買いだめをした方が、買いだめをしない場合よりも自
身への影響は小さい。その他のうわさへの対応についても、内容によっ
ては、うわさを信じないよりも信じた方が自身への影響は小さくなる
（図10）。他方、うわさを信じないと自身への影響が大きくなる可能性が
あるとはいえ、実際にうわさを鵜呑みにしている人は多くない。トイ
レットペーパー不足のうわさに関して言えば、このうわさを実際に信じ
ていた人は調査対象者2,449人のうち7％となっている（福長 2020）。し

かし、当初一部の人びとのみに受け入れられていた情報や考えが徐々に他の人びとに伝播していき、いつの間にか既成事実として世間一般に受け入れられてしまう現象は決して珍しいことではない（Kuran & Sunstein 1999）。特に今回のトイレットペーパー不足では実際に店頭で品薄状態が発生していたため、当初半信半疑だった人でも、「トイレットペーパーがなくなる」といううわさを受け入れてしまう可能性は高くなる。

図10　うわさの真偽とうわさへの対応による自身への影響

		うわさへの対応	
		信じる	信じない
うわさの真偽	真	正しい判断	誤った判断（自身への影響大）
	偽	誤った判断（自身への影響小）	正しい判断

　上述の傾向に加え、著名人の言動もうわさの流布に一役買うことがある。例えば、アメリカで確認されている新型コロナウイルス感染症に関する誤情報・デマのうち、約4割は当時の大統領の発言が関わっていたとされている（Evanega et al. 2020）。政治家に限らず、社会的に大きな影響力を有する著名人の発言は、誤情報・デマの伝播に大きな影響を及ぼし得る。また、誤情報・デマは事実よりも人びとの注意を引きやすく、伝播が早いと考えられている（Vosoughi et al. 2018）。本当かどうかはっきりしない情報が瞬く間に伝播してしまう背景には、当該情報が持つ目新しさが関わっている可能性が考えられる。

　今回のトイレットペーパー不足に限って言えば、うわさや品薄状態を見聞きした情報源として最も割合が高かったのは、インターネットや

SNS（例：Twitter）などではなく、テレビやラジオとなっている（福長 2020）。テレビのニュース番組などがうわさの真偽や品薄状態を報道することによって、皮肉にもより多くの人たちがそのうわさや品薄状態を見聞きすることになり、結果的に今回のトイレットペーパー不足を拡大させてしまったと考えられている（福長 2020）。SNS上での情報伝播についても同様で、「トイレットペーパーが不足する」といううわさ自体ではなく、うわさを否定する情報がSNS上で広がったことで、結果的に当初のうわさがより多くの人びとへ拡散されてしまったと考えられている（鳥海 2020；小森 2020）。つまり、今回のコロナ禍でトイレットペーパー不足に関するうわさが広まってしまった要因は、うわさに関するテレビ報道や「このうわさはデマです」というSNS上の善意であったと推測されている。

　似たようなうわさ（誤情報・デマ）が異なる国々で確認されている点については、うわさの重要性とあいまいさが関わっている可能性がある。うわさの伝播は、「うわさの重要性」と「真偽のあいまいさ」の積によると考えられている（Allport & Postman 1947）。つまり、うわさの内容が自分や家族に重要なほど、そして真偽があいまいであればあるほど、そのうわさは伝播しやすくなる。先に示したコロナ禍のうわさ（図2と表2参照）を改めて見てみると、自身や家族にとって重要かつ真偽のはっきりしない内容が多い（例：トイレットペーパー不足、予防法、ウイルスの起源）。このようなうわさ（誤情報・デマ）は、新型コロナウイルス感染症に限らず、大規模自然災害などの不測の事態が発生した後にもたびたび確認されている（例：「被災地で犯罪が増加している」；Nogami 2018, 2020）。

　新型コロナウイルス感染症に関連したうわさの中には、極端な思想や政治的な意図を持った一部の人びとによって故意に広められているもの

もある。例えば、「新型コロナウイルス感染症はただの風邪」や「ワクチンを接種すると死亡率が高まる」などの真偽不明の内容は、特定の住民団体や政治団体によって、主にインターネットやSNS上などで主張されている。この種のうわさ（いわゆる陰謀論）も新型コロナウイルス感染症に特化した事象ではなく、コロナ禍以前から存在している（例：「アメリカ政府は同時多発テロの発生を事前に察知していた」、「東日本大震災は人工的に起こされた地震」）。そのため、今回のコロナ禍で極端な思想に基づいたうわさが散見されたこと自体は、特に異常なことではないと言える。

3　不適切行動や誤情報・デマの抑制に関わる市区町村の役割

　上述のとおり、コロナ禍で見られた不適切行動や誤情報・デマは、感染症流行時に限らず、平時や大規模自然災害などの状況下でも発生し得る。各事象が社会に与え得る影響は様々となるが、状況によっては、地域コミュニティの安心・安全を脅かすような深刻な事態を引き起こしかねない。本節では、不適切行動や誤情報・デマの流布が社会に与え得る影響を取りまとめながら、当該事象の抑制における市区町村の役割を検討する。

（1）不適切行動や誤情報・デマが社会に与える影響

　買いだめ行動や差別行動、規範逸脱行動は、程度の差はあれ、社会の混乱を招く。買いだめ行動による影響は多くの場合一時的な物資不足にとどまるが、食料や衛生用品などの生活必需品が数か月も店頭に並ばないという状況が続くのであれば、一般の人びとの生活に与える影響は小さくない。差別行動や規範逸脱行動については、些細な対人トラブルにとどまらず、人命に関わる刑事事件につながってしまう場合がある。極

194

端な例ではあるが、新型コロナウイルス感染症の流行以降、海外ではアジア系住民への深刻なヘイトクライムや規範逸脱行動（例：マスクの不着用）を発端とする殺人事件などが発生している（例：朝日新聞 2021a；NHK 2020, 2021）。日本国内では刑事事件に発展する事例はそれほど多くないが、マスクの不着用を起因とする傷害事件などは発生している（例：毎日新聞 2021）。差別行動については、過去の事例（例：ハンセン病やHIV）のように社会に誤った認識が根付いてしまうと、感染者やその家族の人権を長期にわたって著しく侵害してしまう事態を引き起こす恐れもある。

　誤情報・デマも、流布する内容によって社会に与える影響の度合いが異なってくる。予防法や治療法に関わる誤情報・デマ（例：「漂白剤を飲むとコロナ予防になる」）は重大な健康被害を招きかねないため、特に注意を払う必要がある（Bursztyn et al. 2020）。また、誤情報・デマは公的機関が発する情報の信ぴょう性に疑念を生じさせたり（例：ワクチン接種の忌避）、行政機関への抗議デモのきっかけとなったりし得る。これらに加え、誤情報・デマは買いだめ行動や差別行動、規範逸脱行動の誘発要因となる場合もあるため、社会に与える影響は決して無視できない。

　真偽がはっきりしない限り、誤情報・デマはうわさという形で長く社会にとどまり続ける。例えば、福島県産農水産物の安全性は様々な機関によって定期的に確認されているが、福島原発事故後5～6年の間は15～20%程度の人びとが福島県産食品の購入にためらいを感じていた（当該値は2022年に6.5%まで低下；消費者庁 2022）。食品に含まれる放射性物質量と健康被害は、因果関係の立証が難しい。そのため、年々影響力は小さくなっているとはいえ、福島県産の食品に関わるうわさは今後も社会にとどまり続ける可能性が高い。同じように、コロナ禍で伝播したうわさを信じている人びとは、うわさが存続する限り、うわさに準じた行

動をとり続けることになる。

（2）市区町村による不適切行動や誤情報・デマの抑制策

　本章で取り上げた不適切行動や誤情報・デマに関しては、確立された対策・対応方法があるわけではない。そのため、対策・対応の実施主体や方法などは、現時点では明確になっていない。それに加え、これらの事象への対策・対応は感染症拡大防止においては副次的な施策となるため、行政としてもなかなか手が回りにくい。他方、今後日本国内においても、これらの事象によって大きな人的・経済的損失が生じる可能性は十分に考えられる（例：差別行動や抗議デモの激化による人的被害の発生）。不適切行動や誤情報・デマによる影響を抑制することは地域コミュニティの安心・安全の確保にもつながるため、市区町村をはじめとする地方公共団体も、これらの事象に対して何らかの対策・対応に取り組むことが求められる。

　不適切行動や誤情報・デマによる影響を抑制するには、これらの事象に関する正しい情報を状況に応じて速やかに発信していく必要がある。情報発信を効果的に実施するには信用度の高い情報発信者が必要となるため（Van Bavel et al. 2020）、行政機関などの信用度の高い組織による情報発信は不測の事態においては特に重要となる。今回のコロナ禍では主に国や都道府県などがこれらの事象に関する情報を発信していたが、市区町村の対応は地域（団体）によりまちまちであった。現在の日本の感染症拡大防止策は国や都道府県が中心となって策定・実施されているため、市区町村が主体的に対策・対応に取り組む場面は多くない。しかし、不適切行動や誤情報・デマによる影響を抑制するためには、地域コミュニティに最も近い行政機関である市区町村による積極的な情報発信が不可欠となる。

　大規模感染症の流行時に市区町村が発信する情報としては、表4の内容が挙げられる。各事象に関する現状や事実を明確に伝えるとともに（例：対象商品の在庫状況、差別発生事例）、当該状況においてどういった行動が問題となるのかを地域住民に分かりやすく伝えることが重要となる（例：買いだめ、陽性者への否定的な対応）。事象や情報発信時の状況により異なってくるが、情報発信の際は表5にある要素を強調することで、より効果的な情報伝達が可能となる。各市区町村内において情報の収集・発信担当部局や担当者などを事前に決めておくことが必要となるが、事象ごとに情報の照会先（例：国、都道府県、業界団体）をあらかじ

表4　感染症流行下で市区町村が発信を求められる情報

No.	対象となる事象	発信する情報の一例
1	●日用品などの買いだめ	●対象商品の在庫状況 ●買いだめ自粛のお願い
2	●陽性者やその家族、濃厚接触者、医療従事者などへの偏見・差別	●偏見・差別を起因とするトラブルや事件の発生事例 ●偏見・差別自粛のお願い
3	●感染症対策に反する行動	●規範逸脱行動を起因とするトラブルや事件、クラスターの発生事例 ●規範逸脱自粛のお願い
4	●感染症にかかわるうわさの伝播	●うわさの真偽 ●うわさ拡散自粛のお願い

表5　情報伝達を効果的にする要素

No.	強調する要素	発信内容の一例※
1	他者の保護	●「過度な買いだめは他の多くの人たちを困らせます」【買いだめ行動】
2	道徳観	●「医療従事者への偏見・差別は非道な行為です」【差別行動】
3	自己利益	●「感染による休職を避けるため、感染症対策をしましょう」【規範逸脱行動】
4	多数派意見・科学的根拠	●「ワクチン接種による重症化率の低下は科学的に証明されています」【誤情報・デマの流布】

※筆者作成
出典：Van Bavel et al.（2020）をもとに作成

め把握しておくことも重要となる。

　情報発信に用いる媒体についても、事前に検討・準備しておく必要がある。現在多くの市区町村は、広報誌や防災行政無線、公式ウェブサイトなどの従来の情報伝達手段だけでなく、TwitterやFacebook、LINEなどのSNS経由で積極的に地域住民へ情報発信を行っている。今回のトイレットペーパー不足に関して言えば、若年層による買いだめ行動が比較的多かった（買いだめをした割合は10〜30代で8.2〜10.0％、40〜60代で7.5〜9.5％；総務省　2020）。そのため、SNSに慣れた層への情報伝達という点では、SNSによる情報発信は有用だと言える。特に、首長自らによるSNSを介した情報発信は、伝達力や迅速性という点において非常に有効だと言える。同様に、メール配信サービス（例：防災メール、安心安全メール）や防災アプリ（例：Yahoo! 防災速報、自治体独自のアプリ）などのプッシュ型（直接個人へ情報を届ける方式）の情報発信はプル型（個人がウェブサイトなどに情報を取りに行く方式）よりも伝達力が高いため、積極的に活用していくことが望ましい。

（3）抑制策に関わる課題

　市区町村が正確な情報を迅速に発信したとしても、不適切行動や誤情報・デマによる影響を完全に抑制することは難しい。加えて、前節で記述したとおり、うわさ（例：「トイレットペーパーが不足する」）を否定する情報自体が、結果的にうわさの現実化に寄与してしまう場合もある（2節4項参照）。そのため、特に買いだめ行動や誤情報・デマの流布を抑制する意図で情報を発する際は、当該事象を明確に否定する情報を含める必要がある。情報発信の際は専門用語の使用を極力避け、簡潔で分かりやすい内容にする必要がある。また、情報受信者（地域住民）の目にとまりやすい方法で情報を発信することも、非常に重要な点となる

（例：プッシュ型の情報発信、公式ウェブサイト最上階層での情報掲示）。

　SNSなどの新しい情報発信ツールは多くの人びとに迅速に情報を発信することができる反面、インターネットや携帯端末を持っていない住民への情報伝達が課題となる。この点については、地域の実情（例：高齢者が多い）に応じながら、従来の情報伝達手段（例：広報掲示板での情報掲示、口頭伝達）を併用していくことが必要となる。また、SNSなどによる情報発信は迅速かつ容易である一方、情報の乱発や誤情報の発信によって、地域コミュニティに混乱を与えかねない。過去の災害対応を見てみると、SNS上で発信された情報内容が自治体内部で十分に共有されておらず、災害対応において混乱が生じてしまった事例も確認されている（例：首長がSNS経由で発信した情報が防災部局内で十分共有されていなかった）。SNSなどを用いた情報発信に関しては、これらの点にも十分留意しておく必要がある。

❖本章のまとめ

　本章の冒頭で、「人間は、『あいまいな危険』への対策や対応があまり得意ではない」と述べた。世界規模で大きな被害をもたらした今回の新型コロナウイルス感染症だが、過去に発生した震災や風水害と同じように、当該事象に関する記憶は時間の経過とともに薄らいでいく可能性が高い。市区町村をはじめとする地方公共団体としては、今後発生し得る大規模感染症に上手く対処するためにも、あいまいな危険の存在を可能な限り具体的に地域コミュニティと共有し続けていくことが求められる。

参考・引用文献
・朝日新聞（2020a）「岩手初の感染者に中傷続く 知事「鬼になる必要ある」」。

https://www.asahi.com/articles/ASN813J27N70ULUC00B.html
・朝日新聞（2020b）「感染者の家に投石や落書き 首長ら「差別許されない」」。
https://www.asahi.com/articles/ASN4Q3SX5N4PONFB00P.html
・朝日新聞（2021a）「マスク着用求められ店員を射殺「ルール押しつけてきたから」ドイツ」。
https://www.asahi.com/articles/ASP9Q2SCLP9QDIFI001.html
・朝日新聞（2021b）「陽性者が療養ホテルから無断外出、電車で友人宅へ 千葉」。
https://www.asahi.com/articles/ASP4N2SJ7P4MUDCB00N.html
・エアトリ（2020）「"買いだめ"に関する調査 Mpacマーケティング情報パック」
https://www2.fgn.jp/mpac/_data/8/?d=202010_05
・沖縄タイムス（2021）「「医師の診断書があるからマスクはしない」乗客がマスク拒否、離陸1時間遅れる」。
https://www.okinawatimes.co.jp/articles/-/761998
・クロス・マーケティング（2011）「【共同調査】首都圏における震災1ヶ月後の生活と消費の意識に関するアンケート」。
https://www.cross-m.co.jp/report/life/1m20110425/
・厚生労働省（2021）「新型コロナウイルス感染症に関する偏見や差別を防止するための規定が設けられました！」。
https://www.mhlw.go.jp/content/000752346.pdf
・小森 政嗣（2020）「SNSがきっかけとなったトイレットペーパー騒動」『国民生活』2020年11月号（No.99）：4-5。
https://www.kokusen.go.jp/wko/pdf/wko-202011_02.pdf
・塩﨑 隆敏・青木 紀美子・柴田 厚・山田 賢一・鄭 榮蘭・堀 亨介・佐々木 英基（2021）「「新型コロナウイルス」はどのように伝えられたか 海外の報道をみる（1）」『放送研究と調査』71(2)：26-39。
https://doi.org/10.24634/bunken.71.2_26
・消費者庁（2022）「風評被害に関する消費者意識の実態調査（第15回）報告書」。
https://www.caa.go.jp/notice/assets/consumer_safety_cms203_220308_02.pdf
・鈴木 英敬（2020）「偏見・差別の実態と取組等に関する調査結果」『新型コロナウイルス感染症対策分科会 偏見・差別とプライバシーに関するワーキンググループ（第3回）』。
https://www.cas.go.jp/jp/seisaku/ful/wg_h_3_6.pdf
・税所 玲子・広塚 洋子・小笠原 晶子・塩﨑 隆敏・杉内 有介・吉村 寿郎・佐々木

英基・青木 紀美子（2021）「「新型コロナウイルス」はどのように伝えられたか 海外の報道をみる（2）」『放送研究と調査』71(3)。

https://doi.org/10.24634/bunken.71.3_22

・総務省（2020）「新型コロナウイルス感染症に関する情報流通調査」。

https://www.soumu.go.jp/main_content/000693280.pdf

・鳥海 不二夫（2020）「「SNSによるデマ拡散」問題の本質とは「疑うタイミング」の創出が重要に」NII Today, 89：8-9。

https://www.nii.ac.jp/today/upload/NIIToday_89.pdf

・日本医師会（2021）「新型コロナウイルス感染症に関する風評被害の緊急調査」。

https://www.med.or.jp/dl-med/teireikaiken/20210203_4.pdf

・日本家庭紙工業会（2020）「日本家庭紙工業会からのお知らせ」。

https://www.jpa.gr.jp/file/release/20200228055745-1.pdf

・日本リサーチセンター（2021）「【新型コロナウイルス感染症自主調査】新型コロナウイルスに対する予防策として、「公共の場ではマスクを着用する」の回答率～世界14か国を比較～」。

https://www.nrc.co.jp/nryg/211227.html

・福長 秀彦（2020）「新型コロナウイルス感染症拡大と流言・トイレットペーパー買いだめ」『放送研究と調査』70(7)：2-24。

・毎日新聞（2020）「学生に「バイト来るな」大学に「住所教えろ」クラスター発生の京産大へ差別相次ぐ」。

https://mainichi.jp/articles/20200410/k00/00m/040/075000c

・毎日新聞（2021）「「マスクせえや言わんかったら」 暴行受け半身不随、男性の後悔」。

https://mainichi.jp/articles/20211215/k00/00m/040/152000c

・三浦 麻子（2021）「新型コロナウイルス感染禍に関わる社会心理学研究（ウェブ調査）情報まとめ」。

https://docs.google.com/document/d/1VjtmWzHCWcpiYwmAhkGqVhdPwRoh Bmw4QXGUWynYPh8/edit#heading=h.cazsw94wd749

・ABC News (2021, October 22). California maskless woman in store convicted of trespassing. *ABC News.*

https://abcnews.go.com/Health/wireStory/california-maskless-woman-store-convicted-trespassing-80710997

・Allport, G. W., & Postman, L. (1946). An analysis of rumor. *Public Opinion*

Quarterly, 10, 501-517.
https://doi.org/10.1086/265813
- Alltucker, K. (2020, February 7). 'Patients are on edge': Coronavirus fears trigger a run on masks, gloves and other gear. *USA TODAY*.
https://www.usatoday.com/story/news/health/2020/02/07/coronavirus-fears-trigger-run-masks-gloves-and-other-gear/4692571002/
- Batson, C.D., Van Lange, P.A.M., Ahmad, N., & Lishner, D.A. (2003). Altruism and helping behavior. In M.A. Hogg and J. Cooper (Eds.), *The Sage handbook of social psychology* (pp. 279-295). Sage.
http://dx.doi.org/10.4135/9781848608221.n11
- BBC (2021, November 21). Covid: Huge protests across Europe over new restrictions. BBC
https://www.bbc.com/news/world-europe-59363256
- Bursztyn, L., Rao, A., Roth, C. P., & Yanagizawa-Drott, D. H. (2020). *Misinformation during a pandemic.* National Bureau of Economic Research.
https://www.nber.org/papers/w27417
- CNN.co.jp（2021）. アジア系に対するヘイトクライム、世界中に存在 新型コロナで一層悪化 CNN
https://www.cnn.co.jp/world/35168178.html
- David, J., Visvalingam, S., & Norberg, M. M. (2021). Why did all the toilet paper disappear? Distinguishing between panic buying and hoarding during COVID-19. *Psychiatry Research, 303*, 1-10.
https://doi.org/10.1016/j.psychres.2021.114062
- Evanega, S., Lynas, M., Adams, J., & Smolenyak, K. (2020). Coronavirus misinformation: quantifying sources and themes in the COVID-19 'infodemic.' *JMIR Preprints.* 19/10/2020:25143
- Haselton, M. G., & Buss, D. M. (2000). Error management theory: A new perspective on biases in cross-sex mind reading. *Journal of Personality and Social Psychology, 78(1)*, 81-91.
https://doi.org/10.1037/0022-3514.78.1.81
- Haselton, M. G., & Nettle, D. (2006). The paranoid optimist: An integrative evolutionary model of cognitive biases. *Personality and Social Psychology Review, 10(1)*, 47-66.

https://doi.org/10.1207/s15327957pspr1001_3

・Hofstede, G., Hofstede, G. J., & Minkov, M. (2010). *Cultures and organizations: Software of the mind* (3rd ed.). New York. McGrawHill.

・Horse, A. J. Y., Jeung, R., & Matriano, R. (2021). Stop AAPI Hate National Report. *Stop AAPI Hate.*
https://stopaapihate.org/wp-content/uploads/2021/11/Nov-2021-Stop-AAPI-Hate-National-Report-2021-11-11.docx.pdf

・Iida, M., Sasaki, N., Imamura, K., Kuroda, R., Tsuno, K., & Kawakami, N. (2022). COVID-19-related workplace bullying and customer harassment among healthcare workers over the time of the COVID-19 outbreak: A eight-month panel study of full-time employees in Japan. *Journal of Occupational and Environmental Medicine, 64(5)*, e300-e305. doi: 10.1097/JOM.0000000000002511

・Kuran, T., & Sunstein, C. R. (1999). Availability cascades and risk regulation. *Stanford Law Review, 51*, 683-768.
https://doi.org/10.2307/1229439

・Lu, J. G., Jin, J., & English, A. S. (2021). Collectivism predicts mask use during COVID-19. *The Proceedings of the National Academy of Sciences, 118(23)*, 1-8.
https://doi.org/10.1073/pnas.2021793118

・Mao, F. (2020, March 4). Coronavirus panic: Why are people stockpiling toilet paper? BBC.
https://www.bbc.com/news/world-australia-51731422

・Meyer, D. (2021, July 6). Boston teens forced to sleep in airport after mask rebellion gets flight canceled. *Fox News Network.*
https://www.foxnews.com/us/boston-teens-forced-to-sleep-in-airport-after-mask-rebellion-gets-flight-canceled

・NHK (2020)「仏 マスク着けない客を乗車拒否 バス運転手暴行受け脳死状態に」。
https://www3.nhk.or.jp/news/html/20200708/k10012502581000.html

・NHK (2021)「マスク着用拒否した男が銃を発砲 2人死亡4人けが モスクワ」。
https://www3.nhk.or.jp/news/html/20211208/k10013379651000.html

・NHK (2022)「カナダ 接種義務化への抗議デモが拡大 東部で非常事態宣言も」。
https://www3.nhk.or.jp/news/html/20220212/k10013480591000.html

・NIKKEI Asia (2020, March 9). Coronavirus panic buying sends Asian governments scrambling. *NIKKEI Asia.*

https://asia.nikkei.com/Spotlight/Coronavirus/Coronavirus-panic-buying-sends-Asian-governments-scrambling

- NIKKEI Asia (2022, February 11). Anti-Asian hate crimes quadrupled in U.S. last year. *NIKKEI Asia.* https://asia.nikkei.com/Spotlight/Society/Anti-Asian-hate-crimes-quadrupled-in-U.S.-last-year

- Nogami, T. (2018). What behaviors we think we do when a disaster strikes: Misconceptions and realities of human disaster behavior. In P. Samui, C. Ghosh, & D. Kim (Eds.), *Integrating Disaster Science and Management: Global Case Studies in Mitigation and Recovery* (pp. 343-362). Elsevier. https://doi.org/10.1016/B978-0-12-812056-9.00020-8

- Nogami, T. (2020). Negative misconceptions about disaster behaviour through availability cascades: An examination of secondhand information and the moderating effect of trait anxiety on disaster myths. *Journal of Community and Applied Social Psychology, 30(4),* 369-380. https://doi.org/10.1002/casp.2441

- Posetti, J., & Bontcheva, K. (2020). UN-ICFJ Research Examines COVID-19 Disinformation. *International Center for Journalists.* https://www.icfj.org/news/un-icfj-research-examines-covid-19-disinformation

- Reja, M. (2021, March 19). Trump's 'Chinese Virus' tweet helped lead to rise in racist anti-Asian Twitter content: Study. *ABC News.* https://abcnews.go.com/Health/trumps-chinese-virus-tweet-helped-lead-rise-racist/story?id=76530148

- Sharot, T. (2011). The optimism bias. *Current Biology, 21(23),* R941-R945. https://doi.org/10.1016/j.cub.2011.10.030

- Smout, A. (2020, September 25). Over 80% of Britons not heeding COVID-19 self-isolation rules, study finds. *Reuters.* https://www.reuters.com/article/us-health-coronavirus-britain-trace-idUKKCN26G14F

- Van Bavel, J. J., Baicker, K., Boggio, P. S., Capraro, V., Cichocka, A., Cikara, M. Crockett, M. J., Crum, A. J., Douglas, K. M., Druckman, J. N., Drury, J., Dube, O., Ellemers, N., Finkel, E. J., Fowler, J. H., Gelfand, M., Han, S., Haslam, S. A., Jetten, J., ... Willer, R. (2020). Using social and behavioural science to support

COVID-19 pandemic response. *Nature Human Behaviour, 4*, 460-471. https://doi.org/10.1038/s41562-020-0884-z

・Vargas, E. D., & Sanchez, G. R. (2020). *American individualism is an obstacle to wider mask wearing in the US.* Brookings Institution. https://www.brookings.edu/blog/up-front/2020/08/31/american-individualism-is-an-obstacle-to-wider-mask-wearing-in-the-us/

・Vosoughi, S., Roy, D., & Aral, S. (2018). The spread of true and false news online. *Science, 359(6380)*, 1146-1151. DOI: 10.1126/science.aap9559

・WHO (2021). Advice for the public: Coronavirus disease (COVID-19). *WHO.* https://www.who.int/emergencies/diseases/novel-coronavirus-2019/advice-for-public

おわりに

　2019年の年末、「武漢で新型感染症が拡大」というニュースに触れたとき、多くの人びとにとって武漢の新型感染症はまだ「対岸の火事」であり、ここまでの長期戦になるとは想像していなかったのではなかろうか。翌年1月、日本に寄港した大型旅客船での感染拡大が報道されるに及び、政府や自治体の対応に関心が集まることとなった。3月にはついに新型コロナによって有名芸能人が亡くなるに至る。このとき、新型コロナに対する「世間の空気」（警戒感）が劇的に変わったと感じたのは、筆者1人ではないはずである。

　政府はほぼ同時期に全国一斉休校を呼びかけ、その影響は様々な分野に及んだ。大学も他人ごとではなく、「学びの遅れ」を論拠とした9月入学移行論の突然の噴出や、オンライン授業導入に伴う大学授業料無料化の要求など、様々な要求や批判に直面した。いずれの要求も一理あるのだが、9月入学移行には莫大なコストが伴う。授業料無料化についても、大学はオンライン授業のためのコストは払わねばならず、さらには対面授業再開時に向け、施設維持や新規建設のための支出は続いていた。政策的知識や大学の内部事情についてある程度知識があれば、9月入学や授業料無料化が実現困難な要求であるのは明らかであった。しかし当時において、そうした実情が社会やメディアにうまく伝わっているとは思えず、リスクコミュニケーションの難しさについて身をもって学べたように感じている。

　他方で、日本社会は新型コロナに振り回されてばかりではなかったようにも思われる。オンライン会議の普及は、新型コロナを抜きに語ることはできない。筆者が籍を置く大学においても、多数の教員が一挙にオンライン授業のノウハウを獲得、向上させた。大学構内の通信回線容量の拡充についても、数年がかりの中長期で実現するとしていた姿勢を一変させ、一挙に増強。1年ほどでほぼ校内全域でWi-Fiに接続できるよ

うになった。以上は卑近な事例ではあるが、他の様々な組織においても、想定外の事態をむしろ踏み台にして、冷静かつしなやかに対応した事例を耳にすることは少なくない。本災害における数少ない「救い」の部分のような気がする。

　とはいえ、新型感染症への対応を体系的かつ専門的な見地から整理しておかなければ、やがて記憶は風化する。本書は、中邨章先生（明治大学名誉教授、研究特別教授）が主宰する研究会の成果をベースに編纂された。先生は行政の危機管理能力を向上させるためには、行政学や行政実務を理解する立場からの危機管理研究が不可欠である、という信念の下、日本の危機管理研究をけん引してこられた。本書の共著者は、先生の薫陶を受けた研究者や実務家、あるいは先生が主導された危機管理研究プロジェクトに従事した研究者で構成されている。本書のアイデアを先生から伝えられたとき、これまでの学恩に報いる機会が来た、と感じた共著者は筆者1人ではないはずである。しかしながら実際に執筆に入ってみると、筆者の場合は「君の文章はわかりにくい」と、先生からつぶさに指摘を頂戴し、かえってご面倒をおかけしてしまうことになった。学恩に報いるどころか、当の先生はたまったものではなかったであろう。相変わらず手のかかる教え子であったことに恥じ入るばかりである。

　そうした研究会での議論と入念な検討を経て、本書がついに上梓された。素晴らしい共著者に恵まれたおかげで各章の内容は示唆に富み、先端的な内容となった。無事に出版にこぎつけることができたのは、丁寧かつ円滑に支援をしてくださったぎょうせいの北原三起也さん、板倉実菜美さん、松本日菜子さんのおかげである。記して感謝の意を表したい。

　本書が危機管理研究と実務の向上、改善に資すれば、共著者一同、これ以上ない幸いである。

　2023年1月

　　　　　　　　　　　　　　　　　　　西村　　弥

索　　引

著者プロフィール

中邨　章（なかむら・あきら）　　　　　　　　　　　　　　　第1章

明治大学　名誉教授・研究特別教授

明治大学教授、副学長・大学院長などを経て、2011年から現職。Ph.D.（南カリフォルニア大学、政治学博士）。2016年からアメリカ国家行政院フェロー。その間、国際連合行政専門委員会委員（ニューヨーク本部）のほか、国際行政学会副会長（ブリュッセル）、アジア行政学会会長、総務省自治大学校特任教授などを歴任。近著に『自治体の危機管理』（ぎょうせい、2020年）、『地方議会人の挑戦』（同、2016年）など多数。

西村　弥（にしむら・わたる）　　　　　　　　　　　　　　　第2章

明治大学政治経済学部　教授

明治大学大学院政治経済学研究科博士後期課程修了、博士（政治学）。行政管理研究センター研究員、明治大学危機管理研究センター研究推進員等を経て現職。主著に『テキストブック地方自治　第3版』（共著、東洋経済新報社、2021年）、『自治・分権と地域行政』（共著、芦書房、2021年）、『災害発生時における自治体組織と人のマネジメント』（共著、第一法規、2018年）など。

鈴木　潔（すずき・きよし）　　　　　　　　　　　　　　　第3章

専修大学法学部　教授

1977年広島県生まれ。明治大学大学院政治経済学研究科博士後期課程修了、博士（政治学）。財団法人日本都市センター研究室主任研究員、聖学院大学政治経済学部准教授を経て現職。専門分野は行政学、公共政策。主著に『強制する法務・争う法務』（第一法規、2009年）など。

安部　浩成（あべ・ひろしげ）　　　　　　　　　　　　第4章

千葉市情報経営部　部長
明治大学政治経済学部卒業、千葉大学大学院社会科学研究科修了。厚生省大臣官房政策課派遣や市町村アカデミー教授等を経て現職。行政改革及びデジタル化を担当。主著に『仕事がうまく回り出す！　公務員の突破力』（ぎょうせい、2020年）、『はじめて部下を持ったら読む　公務員のチームマネジメント』（学陽書房、2020年）、『自治体職員のための市民参加の進め方』（同、2022年）　など。

飯塚　智規（いいづか・ともき）　　　　　　　　　　　第5章

城西大学現代政策学部社会経済システム学科　准教授
明治大学大学院政治経済学研究科政治学専攻博士後期課程修了、博士（政治学）。一般財団法人消防防災科学センター研究員等を経て現職。専門は行政学、地域防災。市町村行政職員や住民向けの防災研修も手掛けている。著書に『震災復興における被災地のガバナンス』（芦書房、2013年）　など。

菊地　端夫（きくち・まさお）　　　　　　　　　　　　第6章

明治大学経営学部公共経営学科　教授
2008年明治大学大学院政治経済学研究科博士後期課程修了、博士（政治学）。専攻は行政学、公共政策論、地方自治論。財団法人行政管理研究センター研究員、カリフォルニア大学バークレー校政府研究所客員研究員を経て現職。著書に『東南アジアにおける地方ガバナンスの計量分析』（共著、晃洋書房、2019年）　など。

野上　達也（のがみ・たつや）　　　　　　　　　　　　第7章

一般財団法人日本防火・危機管理促進協会　主任研究員
筑波大学大学院人間総合科学研究科博士後期課程修了、博士（心理学）。専門は社会心理学。主な著書・論文に『災害から家族と自分を守る「災害心理」の基礎知識』（セルバ出版、2021年）、『*Integrating disaster science and management: Global case studies inmitigation and recovery*』（共著、Elsevier、2018年）　など。

感染症危機管理と自治体
新型コロナから考えるこれからの公共政策

令和5年2月28日　第1刷発行

編　著　中邨　章

発　行　株式会社**ぎょうせい**

〒136-8575　東京都江東区新木場1-18-11
URL：https://gyosei.jp

フリーコール　0120-953-431

ぎょうせい　お問い合わせ　検索｜ https://gyosei.jp/inquiry/

（検印省略）

印刷　ぎょうせいデジタル株式会社　　　　©2023 Printed in Japan
＊乱丁・落丁本はお取り替えいたします。
ISBN 978-4-324-11207-6
（5108833-00-000）
［略号：感染症危機］